Carl-Auer

Ich widme dieses Buch meiner wunderbaren Anna

Inspiration

Unterstützung

Ideen

Editieren

Liebe

Mit freundlicher Unterstützung der

CHAJA
STIFTUNG

Gordon Emmerson

Ressourcen-Therapie

Die Einführung

Aus dem Englischen übersetzt von Tina Lüscher-Richter

2019

Themenreihe »Hypnose und Hypnotherapie«
hrsg. von Bernhard Trenkle
Umschlaggestaltung: Uwe Göbel
Umschlagfoto: © Birgit Weissenbacher (Krems)
Satz: Verlagsservice Hegele, Heiligkreuzsteinach
Printed in Germany
Druck und Bindung: CPI books GmbH, Leck

MIX
Papier aus verantwortungsvollen Quellen
FSC® C083411

CPI klimaneutral
Mehr Bäume. Weniger CO_2

Erste Auflage, 2019
ISBN Print: 978-3-8497-0298-4
ISBN ePUB: 978-3-8497-8191-0

Das Original erschien 2014 unter dem Titel "Resource Therapy Primer"
im Verlag Old Golden Point Press, Blackwood, Victoria, Australien.

Aus dem Englischen übersetzt von Tina Lüscher-Richter
Mit freundlicher Unterstützung der Chaja-Stiftung

Bibliografische Information der Deutschen Nationalbibliothek:
Die Deutsche Nationalbibliothek verzeichnet diese Publikation
in der Deutschen Nationalbibliografie; detaillierte bibliografische
Daten sind im Internet über http://dnb.d-nb.de abrufbar.

Informationen zu unserem gesamten Programm, unseren Autoren
und zum Verlag finden Sie unter: **www.carl-auer.de**.

Wenn Sie Interesse an unseren monatlichen Nachrichten haben,
abonnieren Sie den Newsletter unter http://www.carl-auer.de/newsletter.

Carl-Auer Verlag GmbH
Vangerowstraße 14 • 69115 Heidelberg
Tel. +49 6221 6438-0 • Fax +49 6221 6438-22
info@carl-auer.de

Inhalt

Vorwort

Gordon Emmerson ist ein Multitalent. Der Australier, Psychologie-Professor mit den Spezialgebieten Therapie, Forschung und Statistik, ist auch Entwickler und Gründer der Ressourcen-Therapie, und er veröffentlicht fast jedes Jahr ein Buch. Darunter finden sich neben älteren Publikationen über Ego-State-Therapie und den neueren über Ressourcen-Therapie auch ein Gedichtband oder etwa eine Anleitung, wie Psychotherapeuten in der eigenen Praxis Forschung betreiben können.

Persönlich lernte ich Gordon Emmerson 2011 auf der Teile-Therapie-Tagung in Heidelberg kennen, anlässlich der Gründung von Ego State Therapy International (ESTI). Ich hatte seine Publikationen zur Ego-State-Therapie wegen ihrer Klarheit sehr geschätzt und lud ihn ein, in der Schweiz an unserem Institut (egostatetherapie.ch) zu unterrichten. 2015 war es dann endlich soweit. Unterdessen hatte aber Gordon Emmerson ein ganz neues Teile-Therapie-Konzept entwickelt und unter dem Namen Resource Therapy, auf deutsch Ressourcen-Therapie, zu einem eigenständigen Curriculum ausgebaut. So kam es dazu, dass er 2015 in Zürich erstmals in Europa eine Einführung in die Ressourcen-Therapie unterrichtete. Davor hatte er seinen Ansatz in Australien, in Bali und im Nahen Osten gelehrt.

Die Ressourcen-Therapie war von Anfang an eine Erfolgsgeschichte, und Gordon Emmerson kam jedes Jahr wieder nach Zürich. Seither haben Teilnehmende aus der Schweiz, aus Deutschland, Österreich, Italien, Frankreich, Holland, Polen und Südafrika an unserem Institut das Zertifikat in Ressourcen-Therapie erlangt bzw. den Ausbilder-Status erreicht. Es sind vor allem Psychotherapeuten, Psychiater, Ärzte und Menschen aus beratenden Berufen, die sich für diese Weiterbildung entscheiden. Sie alle schätzen die Klarheit und Strukturiertheit, mit der in der Ressourcen-Therapie die komplexe Arbeit mit Persönlichkeitsanteilen präsentiert wird. Neu und besonders hilfreich sind auch die Diagnose- und Behandlungsleitfäden, welche in der Praxis gut anwendbar sind. Allerdings ist es mir wichtig zu betonen, dass es sich bei der Ressourcen-Therapie um eine sehr differenzierte, komplexe, hochwertige und überaus effiziente Behandlungsmethode handelt, die fundiertes psychotherapeutisches und psychopathologisches Wissen beim Therapeuten voraussetzt. Nur so kann eine integrierende und erfolgreiche Unterstützung der Klienten gewährleistet werden.

Ressourcen-Therapie wird unterdessen im deutschen Sprachraum rege und mit überaus positivem Echo gelehrt, begeistert aufgenommen und praktiziert. Sie halten nun die erste deutsche Übersetzung zur Ressourcen-Therapie von Gordon Emmerson in Händen.

Ressourcen sind Persönlichkeitsanteile, es geht also um Teilearbeit. Das kennen wir schon aus der Ego-State-Therapie und aus anderen Teilemodellen. Was aber ist neu an der Ressourcen-Therapie? Lassen Sie mich etwas ausholen. Gordon Emmerson war zwar Schüler der Ego-State-Therapie-Begründer John und Helen Watkins, und er hat sich intensiv mit diesem Ansatz beschäftigt. Dennoch unterscheidet sich sein Therapiemodell wesentlich von der Ego-State-Theorie der Watkins. Emmerson sieht die Persönlichkeit als ein Mosaik von States, welche durch sich wiederholende Erfahrung entstehen, im Gegensatz zum Modell einer Kernpersönlichkeit mit mehr oder weniger abgespaltenen Anteilen der Ego-State-Therapie. Damit nähert er sich wieder eher der Persönlichkeitstheorie von Paul Federn an.

Gordon Emmerson hat seine Fähigkeit, als Statistik-Dozent analytisch, geordnet und in Tabellen zu denken, mit seinem therapeutischen Wissen und Wirken verbunden. Acht psychopathologische Klassifikationen und die dazugehörigen erforderlichen Interventionen bilden klare Diagnose- und Behandlungsschemata für die Arbeit mit den gängigen Pathologien und den dabei involvierten Persönlichkeitsanteilen. Das ist in meinen Augen sein großes Verdienst und das Neue an Ressourcen-Therapie. Diese Präzisierungen kommen nämlich nicht nur Anfängern zugute, auch erfahrene Ego-State- oder Teile-Therapeuten können davon profitieren.

Gordon Emmerson hat nicht nur ein neues Therapiemodell, sondern auch neue Begriffe kreiert. So nennt er Ego States »Ressourcen« oder »Ressourcen-States«. Alle Persönlichkeitsanteile sind im Grunde genommen Ressourcen, weshalb er seinen Therapieansatz auch Ressourcen-Therapie nennt. Die Wortschöpfung *vaded* z. B. stammt vom englischen *invaded* ab, das einen Persönlichkeitsanteil oder State beschreibt, der überwältigt, überflutet ist von Gefühlen der Ohnmacht, Angst, Verwirrung oder Zurückweisung.

Die Übersetzung dieser Ausdrücke ins Deutsche war ein komplexer Prozess, in den neben der seit Jahren mit dem Ressourcen-Therapie-Lehrgang vertrauten Übersetzerin, dem Verlag und mir verschiedene RT-Ausbilder involviert waren. Auch Gordon Emmerson selbst war in diese intensiven Diskussionen eingebunden. Um möglichst nahe am Original zu bleiben und auf seinen Wunsch wurde z. B. das erwähnte Wort *vaded* mit der analogen deutschen Wortkreation »vadiert« übersetzt.

Ich selbst habe das Curriculum bis zum Ausbilder-Zertifikat durchlaufen und mich – als Ego-State-Lehrerin und -therapeutin – intensiv mit der Ressourcen-Therapie auseinandergesetzt. Dadurch hat sich meine Arbeit insofern verändert, als ich mich diagnostisch und strategisch besser zurechtfinde und klarer und selbstverständlicher vorgehe, indem ich die verschiedenen States direkter anspreche – natürlich immer unter Berücksichtigung der Stabilität und des Toleranzfensters meines Gegenübers und unter Voraussetzung einer sicheren therapeutischen Beziehung.

Dieses Buch ist eine Einführung in die Ressourcen-Therapie, ein Konzentrat dieses differenzierten Behandlungsansatzes. Es eignet sich sowohl zum Kennenlernen bzw. zum Vertiefen der Methode als auch als Handbuch für RT-Therapeuten. Ein ausführlicheres RT-Lehrbuch ist in Vorbereitung.

Ich wünsche allen Lesern viel Freude beim Kennenlernen bzw. Vertiefen der Ressourcen-Therapie!

Silvia Zanotta
Zürich, im Mai 2019

1 Was ist Ressourcen-Therapie?

Ressourcen-Therapie ist eine psychodynamische Therapie, die auf der Annahme beruht, dass die Persönlichkeit aus Teilen besteht. Bei der Ressourcen-Therapie werden die Persönlichkeitsanteile RESSOURCEN-STATES genannt. Wir alle haben viele Ressourcen-States. Sie sind sehr nützlich, wenn sie nicht pathologisch sind. Wir haben durchsetzungsfähige Ressourcen-States, die uns in schwierigen Situationen und mit schwierigen Personen helfen können, wir haben fragile Ressourcen-States, die den Geschmack von Schokolade zu schätzen wissen, und wir haben intellektuelle Ressourcen-States, die Ideen erwägen können. Ziel der Ressourcen-Therapie ist es, pathologische Ressourcen-States in einen normalen Zustand zu bewegen.

Die Ressourcen-Therapie basiert auf fünf Annahmen:

1. Die Persönlichkeit besteht aus Teilen.
2. Die Klienten reagieren anders als die verschiedenen Persönlichkeitsanteile.
3. Teile können gesund oder pathologisch sein.
4. Pathologische Teile können wieder normalisiert werden.
5. Pathologische Teile können sein:
   - vadiert (Diese Teile haben unerwünschte Emotionen.)
   - retro (Diese Teile zeigen unerwünschtes Verhalten.)
   - widerstreitend (Diese Teile sind im Konflikt miteinander.)
   - dissonant (Diese Teile sind zur falschen Zeit bewusst.)

Die Konzepte und Techniken der Ressourcen-Therapie sind im Laufe der letzten Jahre etabliert worden. Tabelle 1 (Emmerson 2014) belegt, wann die Theorien und Techniken der Ressourcen-Therapie entwickelt wurden. Sie sind eine Erweiterung der Arbeit von Federn (1953), Weiss (1950) und Watkins and Watkins (1997). Während Federn und Weiss sich in ihrer Arbeit nicht auf Hypnose konzentriert hatten, kombinierten Watkins und Watkins den Einsatz von Hypnose mit der Ego-State-Therapie. In meinem Buch *Advanced Skills and Interventions in Therapeutic Counseling* (2006) habe ich aufgezeigt, wie meine Techniken für die Arbeit mit Persönlichkeitsanteilen auch ohne hypnotische Induktion benutzt werden können. Die Ressourcen-Therapie gründet auf dieser Arbeit und erfordert keine hypnotische Induktion.

<table>
<tr><td colspan="3">Persönlichkeitstheorie basierend auf dem physiologischen und neuronalen Wachstum von Persönlichkeitsanteilen aufgrund der Wiederholung von Bewältigungsstrategien</td><td>2007</td></tr>
<tr><td colspan="3">Konzept von Oberflächen- und tieferliegenden States und statespezifischen Introjekten</td><td>2003</td></tr>
<tr><td colspan="3">Zustände der States: normal, retro, vadiert, widerstreitend (den Begriff »vaded« = vadiert geprägt)</td><td>2007</td></tr>
<tr><td>Andere Aspekte von State-Zuständen</td><td>vadiert mit Angst
vadiert mit Zurückweisung
vadiert mit Verwirrung
vadiert mit Enttäuschung</td><td>vadiert-bewusst
vadiert-gemieden
retro-original
retro-vermeidend
dissonant</td><td>2013</td></tr>
<tr><td colspan="3">Kriterien für die diagnostische Zuordnung zu einer pathologischen Kategorie von State-Zuständen und das Konzept der sensorisch erlebten Erinnerung</td><td>2014</td></tr>
<tr><td colspan="3">Therapie-Ablauf: AKAÜ – Absicht, Klassifizieren, Aktionen, Überprüfen</td><td>2014</td></tr>
<tr><td colspan="3">Spezifische Interventionstechniken bei: Depression, Zwangsstörungen, Sucht, Essstörungen, Krisenintervention, Trauer, DIS, Rage, unsozialem Verhalten, Paarberatung</td><td>2002 bis 2014</td></tr>
<tr><td colspan="3">Brücke für spezifisch beleben, Alter herausfinden, Trichter</td><td>2007</td></tr>
<tr><td>Festgelegte detaillierte therapeutische Aktionen inkl.:</td><td>spezifisch beleben
ausdrücken,
Introjekt sprechen lassen
entfernen, Erleichterung
mit Retro-State verhandeln</td><td>Ressource finden
mit Widerstand verbünden
Trennungssieb
mit widerstrebenden States verhandeln</td><td>2004 bis 2014</td></tr>
</table>

Tab. 1: Die Entwicklung von Theorie und Techniken der Ressourcen-Therapie von Gordon Emmerson

RT-Techniken heißen AKTIONEN. RT-Aktionen sind das Kernstück der Ressourcen-Therapie. Es gibt 12 RT-Aktionen plus 3 zusätzliche ergänzende Aktionen. Die ergänzenden Aktionen werden weniger häufig benötigt, sind jedoch ausgezeichnete Werkzeuge, wenn Bedarf dafür besteht. Ein Beispiel ist RT-Aktion 13 *Mit Widerstand verbünden*. Dies ist eine Aktion, die dem Therapeuten hilft, Widerstand als Schutz zu sehen, und die Techniken beschreibt, wie man sich mit den Widerstand leistenden Ressourcen-States verbündet, damit die Therapie fortgesetzt werden kann. RT-Aktion 1 entspricht der *Diagnose*. RT-Aktion 2 beinhaltet SPEZIFISCH BELEBEN, eine Technik, mit der man sicherstellt, dass die gewünschte Ressource aktuell im Bewusstsein ist. Kein einzelner Behandlungsanlass erfordert die Anwendung aller RT-Aktionen. Die genaue Auswahl der RT-Aktionen, die für ein Problem angewendet werden, gründet auf der Diagnose und wird im Abschnitt über Behandlung beschrieben.

1.1 Wichtige Begriffe

1.1.1 Ressourcen-State

Ein Ressourcen-State ist ein Persönlichkeitsanteil. Man kann ihn auch einfach Ressource nennen. Wenn wir als Kind immer wieder auf eine Bewältigungsstrategie zurückgreifen, wächst das Gehirn entsprechend der Stimulation, die es erhält. Die Kombination von Axon- und Dendriten-Wachstum und antrainierten synaptischen Feuerungen schafft einen physiologischen Ressourcen-State, der zu einem Persönlichkeitsanteil wird.

Tierstudien bestätigen, dass Aktivität das Gehirn wachsen lässt (Levin 2010; Wilkinson a. McGill 1995; Blakemore a. Price 1987; Wark a. Peck 1982; Buisseret, Gary-Bobo a. Imbert 1982). Besondere Aktivitäten lassen das Gehirn dort wachsen, wo es bessere Leistungen bezüglich der erlebten Aktivität erbringen kann (Bryck a. Fisher 2011; Muir, Dalhousie a. Mitchell 1975). Das ist offensichtlich, wenn wir daran denken, einen Sport auszuüben und in der Ausübung dieses Sports besser zu werden. Ein Ressourcen-State ist lediglich ein Persönlichkeitsanteil, der gewachsen ist, um eine Rolle erfüllen zu können, die er durch wiederholte Übung gelernt hat.

Wir haben viele Ressourcen-States. Ich schätze, dass wir ungefähr 5 bis 15 OBERFLÄCHEN-RESSOURCEN-STATES haben, die wir oft benutzen. Die Oberflächen-States kommunizieren meist gut miteinander und es fällt ihnen leicht, Erinnerungen zu teilen. Mit anderen Worten, der Ressourcen-State, der zu einer Gruppe spricht, wird sich meistens gut an das erinnern können, was passiert ist, während ein anderer Ressourcen-State sich sportlich betätigt hat.

Synaptische Verbindungen zwischen Ressourcen-States sind nicht immer stark. Eine Person, die beim Autofahren feststellt, dass sie sich nicht mehr an die letzten paar Minuten erinnern kann, hat erlebt, dass sie von einem Ressourcen-State zum anderen gewechselt ist, und diese beiden States haben schwache gemeinsame synaptische Verbindungen. Ein weiteres Beispiel ist, dass die meisten Ressourcen-States unserer Kindheit keine starken synaptischen Verbindungen mit unseren erwachsenen Ressourcen-States teilen (States, die wir seit der Kindheit benutzt haben). Aufgrund einer geringen Kommunikation zwischen diesen States sind die synaptischen Verbindungen zwischen ihnen im Laufe der Zeit atrophiert.

Die gleiche Dynamik bringt eine multiple Persönlichkeit hervor, DIS. Manche Kinder, die schweren und chronischen Missbrauch erleben, finden eine Bewältigungsstrategie, bei der sie nicht an den Missbrauch denken, nachdem sie die States gewechselt haben. Das führt dazu, dass die synaptischen Verbindungen zwischen den Ressourcen-States atrophieren, und die NORMALEN RESSOURCEN-STATES werden zu dissoziierten Persönlichkeitsanteilen. Anschließend sind die synaptischen Verbindungen zwischen dissoziierten Persönlichkeitsanteilen so schwach, dass der eine sich nicht erinnern kann, was der andere getan hat, als der Anteil bewusst war.

1.1.2 Bewusst

Wenn wir das Leben aus der Position eines bestimmten Ressourcen-States erleben, sprechen wir davon, dass dieser State bewusst ist. Wenn ein Ressourcen-State bewusst ist, können andere Ressourcen-States am Beobachten sein. Das ist häufig bei Oberflächen-States der Fall und deutet darauf hin, dass die synaptischen Verbindungen zwischen den Ressourcen-States stark sind.

1.1.3 Introjekt

Ein INTROJEKT ist ein von einem Ressourcen-State verinnerlichter Eindruck. Ein Introjekt kann der Eindruck eines Menschen, eines Tieres oder von etwas Unbelebtem sein. Die meisten Introjekte sind positiv und Teil unserer guten Erinnerungen.

Gelegentlich kann ein Introjekt von einem Ressourcen-State gefürchtet werden. Zum Beispiel kann ein Ressourcen-State aus der

Kindheit eine beängstigende Erfahrung auf dem Spielplatz gemacht haben und immer noch Angst haben, schikaniert zu werden. Diese unterschwellige Angst kann die erwachsene Person daran hindern, eine Zusammenkunft im Freien zu genießen.

Ressourcen-States, die Eindrücke von Introjekten besitzen, die mit Angst, Zurückweisung, tiefer Enttäuschung oder Verwirrung verbunden sind, können in unterschiedlichem Maße Angst vor diesen Introjekten bekommen und aufrechterhalten. Wenn das geschieht, nennt man den Ressourcen-State vadiert. Wenn ein VADIERTER RESSOURCEN-STATE ins BEWUSSTSEIN gelangt, bringt er die negativen Gefühle mit sich, die er in Verbindung mit seinen Introjekten hat. Deshalb unterstützt die Ressourcen-Therapie vadierte States, sich in Bezug auf ihre Introjekte ermächtigt zu fühlen. Das bedeutet nicht, dass sie eine Erinnerung verändern, sondern vielmehr, dass sie erkennen, dass ein verinnerlichter Eindruck keine Macht hat.

Es gibt zwei Arten von Angst. Es gibt die äußere Angst und die innere Angst. Die äußere Angst ist unser Freund. Sie verhindert, dass wir zu nah an den Rand einer Schlucht geraten. Sie verhindert, dass wir eine dunkle Gasse hinunterlaufen, die gefährlich erscheint.

Innere Angst ist nicht nötig. Es handelt sich dabei um die Angst von Introjekten aus der Vergangenheit. Introjekte sind Geschichte und können uns nicht verletzen. Es kann durchaus klug sein, heute eine Person zu fürchten, nicht jedoch die Erinnerung von gestern. Ressourcen-Therapie hilft Klienten, einen Ressourcen-State mit negativen Eindrücken von Introjekten hervorzuholen, um den State zu ermächtigen und ihm ein Gefühl von Sicherheit und Unterstützung zu geben.

1.1.4 Die sensorisch erlebte und die intellektuelle Erinnerung

Es gibt zwei verschiedene Arten von Erinnerung. Das Wesen dieser beiden zu verstehen ist entscheidend, um zu begreifen, wie die Ressourcen-Therapie funktioniert.

- Eine SENSORISCH ERLEBTE ERINNERUNG ist eine Erinnerung, bei der die Person das ursprüngliche Ereignis emotional noch einmal erlebt.
- Eine intellektuelle Erinnerung ist eine Erinnerung, bei der man sich an das Ereignis erinnert, die emotionale Erfahrung jedoch nicht noch einmal durchlebt.

Eine sensorisch erlebte Erinnerung wird normalerweise nur kurz nach dem Ereignis selbst erlebt. Zum Beispiel spürt man etwas Emotionales, das man erlebt hat, sei es gut oder schlecht, unmittelbar nachher, wenn man sich daran erinnert, häufig auch auf der emotionalen Ebene. Mit der Zeit verwandeln sich die meisten sensorisch erlebten Erinnerungen in intellektuelle Erinnerungen. Sensorisch erlebte Erinnerungen können langfristig nur erlebt werden, wenn der Ressourcen-State, der die ursprüngliche Erfahrung gemacht hat, im Bewusstsein ist.

Wie sensorisch erlebte Erinnerungen mit Pathologien zusammenhängen

Wenn ein Ressourcen-State vadiert wird, wird die sensorisch erlebte Erinnerung (SEE) im Laufe der Zeit nicht in eine intellektuelle Erinnerung (IE) verwandelt. Der vadierte State behält die SEE, wahrscheinlich beim Versuch, eine Auflösung der angsterfüllten Erfahrung zu erzielen, und jedes Mal, wenn dieser State ins Bewusstsein kommt, auch Jahre später, durchlebt er die SEE. Das führt dazu, dass der Klient das Gefühl hat, keine Kontrolle zu haben, und sich emotional verstört fühlt, oft ohne zu wissen, warum. In den allermeisten Fällen werden dann die ungewollten Emotionen ohne Verbindung zur intellektuellen Erinnerung erlebt, sodass der Klient sich ängstlich, unsicher oder nicht gut genug fühlt, ohne zu verstehen, warum.

RT-Techniken helfen dem Klienten, die ungelöste SEE in ein intellektuelles Verständnis von Sicherheit, Unterstützung und Ermächtigung zu verwandeln. Die SEE wird vom vadierten State so erlebt, als würde das ursprüngliche Ereignis immer noch stattfinden, also braucht dieser State die emotionale Ruhe, die er gewinnt, wenn er »emotional« versteht, dass er jetzt sicher und unterstützt ist. Die RT-Aktionen sind so gestaltet, dass sie genau dieses Verständnis fördern.

Wie sensorisch erlebte Erinnerungen benutzt werden können, um Pathologisches aufzulösen

Sensorisch erlebte Erinnerungen können benutzt werden, um in der Therapie Folgendes zu erreichen:

- **Eine SEE kann einem mit Zurückweisung vadierten State helfen zu verstehen, dass er liebenswert ist.**
  Während der RT-Aktion 5 Introjekt sprechen lassen wird der Klient gebeten, die Rolle der Person, die in der Vergangenheit zurückweisend war, zu übernehmen, wobei ihm eine Reihe von Fragen über seine Fähigkeit zu bedingungsloser Liebe gestellt werden. Das Introjekt einer Person, die als zurückweisend erlebt wurde, zeigt meist eine geringe Fähigkeit, bedingungslose Liebe zu geben, und deshalb wird das Introjekt auch vom Klienten als zurückweisend empfunden. Als Nächstes wird der Klient angeleitet, sofort zum State, der mit Zurückweisung vadiert ist, zurückzukehren. Der mit Zurückweisung vadierte State bringt die unmittelbare SEE mit, nämlich die Gefühle des zurückweisenden Introjekts mit seiner Unfähigkeit, bedingungslos Liebe zu geben. Dem Klienten wird klar, dass er sich ungeliebt gefühlt hat, weil das zurückweisende Introjekt nicht wirklich bedingungslose Liebe geben konnte, und nicht, weil er nicht liebenswert war. Eine SEE auf diese Weise einzusetzen, bietet dem Klienten positive Aufklärung.
- **Eine SEE kann einem** mit Verwirrung vadierten State **helfen,** die Dynamik einer Beziehung zu verstehen. Dieses bessere Verständnis kann unerwünschtes Grübeln beenden.

  Wenn Ressourcen-States mit Verwirrung vadiert sind, besteht eine Unfähigkeit, die Dynamik einer Beziehung zu verstehen. Man ist nicht in der Lage, etwas loszulassen. Der Klient kann nicht verstehen, wie jemand denkt oder fühlt. Mit der RT-Aktion 9 Introjekt-Stuhlwechsel kann der Klient auf den Stuhl des an der Verwirrung beteiligten Introjekts wechseln, und wenn er anschließend auf seinen eigenen Stuhl zurückkehrt, bringt die SEE mehr Klarheit und ermöglicht es ihm, sich weniger verwirrt zu fühlen.
- **Eine SEE kann** einem Ressourcen-State mit Retro-Verhalten entscheiden **helfen,** Wertschätzung zu bekommen, indem er ein neues Verhalten annimmt, das nicht unerwünscht (retro) ist.

  Ein Retro-State zeigt ein Verhalten, das anderen States nicht gefällt. Wenn man direkt mit einem Retro-State spricht, sagt er oft, dass er sich nicht verändern möchte, nicht verändern kann oder niemals von anderen States gemocht werden wird, egal was er macht. Der Retro-State hat bis anhin nicht erlebt, dass er von einem anderen State gemocht oder geschätzt wurde, und ist überzeugt, dass er das auch nie sein würde. Die folgende Abfolge kann einem Retro-State helfen, unerwünschtes Verhalten in wünschenswertes Verhalten zu verwandeln.

1. Sich für ein neues Verhalten entscheiden, mit dem das Ziel des States auf eine Weise erfüllt werden kann, die alle anderen States wertschätzen.
2. Mit dem State reden, der den Klienten in die Therapie gebracht hat, und sicherstellen, dass der State mit dem neuen Verhalten einverstanden ist. Direkt mit dem Retro-State reden und ihm sagen, dass er diesen State mögen wird, wenn er das neue Verhalten zeigt.
3. Wieder mit dem Retro-State reden, und jetzt wird er bereit sein, sein Verhalten zu ändern, weil er die unmittelbare SEE davon hat, wie er von dem anderen State gemocht wurde. Dieser Beweis der Anerkennung ist sehr überzeugend für einen State, der nicht gemocht wurde, also wird er bereit sein, das positive Verhalten anzunehmen und kein Retro-State mehr zu sein, da er nicht länger Verhalten zeigt, das andere States nicht mögen.

2 Ressourcen-Zustände: Normal und pathologisch

2.1 Normalzustand

Wir möchten, dass alle Ressourcen-States sich in einem normalen Zustand befinden. Das ist der Zustand, der nicht pathologisch ist. Ressourcen-States im Normalzustand werden von anderen inneren States gemocht und geschätzt und funktionieren nach außen so, wie wir es begrüßen. Eine Person, bei der alle States im Normalzustand sind, ist psychisch gesund.

Abgesehen von den Ressourcen-States im Normalzustand gibt es vier allgemeine pathologische Zustände und acht spezifische pathologische Zustände. Ziel der Ressourcen-Therapie ist es, die Ressourcen-States von einem pathologischen Zustand in einen Normalzustand zu bewegen.

Ressourcen-States, die vadiert oder retro sind, weisen die im Folgenden aufgeführten Merkmale auf. Die nachfolgenden Abschnitte beschreiben im Detail Merkmale der acht pathologischen Ressourcen-States.

Vadiert: Ungewollte Emotionen

Ressourcen-States im vadierten Zustand waren in einem normalen Zustand, bevor sie während eines auslösenden sensibilisierenden Ereignisses vadiert wurden (Mackey 2009; Opperman 2007; de Graaf a. van der Molen 1996; Ritzman 1992; Boswell 1987). Sie können mit Angst, Zurückweisung, Enttäuschung oder Verwirrung vadiert worden sein. Sie können auf zwei Arten für den Klienten problematisch sein:

- VADIERT-BEWUSST: Diese States kommen ins Bewusstsein und zeigen ungelöste Emotionen in Form von Angst, Panik oder Rückzug.
- VADIERT-GEMIEDEN: Diese States kommen ins Bewusstsein oder nahe dran und werden dann sofort durch einen RETRO-VERMEIDENDEN STATE aus dem Bewusstsein gedrängt. Va-

diert-gemiedene States sind der eigentliche Grund von psychischen Süchten, Zwangs- und Essstörungen.

Retro: Unerwünschtes Verhalten
Allen Retro-States gemein ist Verhalten, das andere Ressourcen-States nicht mögen. Das können RETRO-ORIGINALE STATES sein, die schmollen, sich unsozial oder passiv-aggressiv verhalten und Verhalten einer Persönlichkeitsstörung an den Tag legen. Es können aber auch retro-vermeidende States mit Sucht- und Zwangsverhalten oder Essstörungen sein.

Weil der Prozess der Ressourcen-Therapie darin besteht, alle States in die Normalität zu bewegen, enthält jeder der folgenden Abschnitte eine Tabelle, die die pathologische Verfassung und die normalisierte Verfassung beleuchtet.

2.2 Mit Angst vadierte States

Mit einem Beispiel lässt sich veranschaulichen, wie ein mit Angst vadierter State entsteht.

Jane[1] kam mit Panikattacken. Sie meinte, sie müsse während ihrer Panikattacken weg, sonst würde sie sterben. Weiter sagte sie, sie hätte das Gefühl, sie müsse etwas von ihrem Hals wegreißen, damit sie atmen könne. Und sie erzählte, sie sehe eine Farbe, die sie als »blau, aber schwarz« beschrieb. Sie wusste nicht, warum sie die Panikattacken hatte, und sie wusste auch nicht, warum sie sich während ihres Auftretens so fühlte.

Mit der BRÜCKE (RT-Aktion 3) gelangte Jane zurück in ihre Erinnerung des auslösenden sensibilisierenden Ereignisses. Sie war 10 Jahre alt, war im Meer in einer Rippströmung gefangen, während ihr kleiner Cousin sich an ihrem Hals festklammerte und so verhinderte, dass sie richtig atmen konnte. Sie tauchte immer wieder mit dem Kopf ins Wasser, sodass sie die Farbe »blau, aber schwarz« sah. Sie dachte, sie würde sterben, wenn sie nicht herauskäme.

Ganz offensichtlich waren die Emotionen, die Janes mit Angst vadierter Ressourcen-State während der Panikattacken hatte, ein direktes

1 Die in diesem Buch in Fallbeispielen benutzten Namen sind nicht die eigentlichen Namen der Patienten.

Abbild ihrer Erfahrung während des auslösenden sensibilisierenden Ereignisses. Janes 10-jähriger Ressourcen-State hatte weiterhin das Gefühl, ihr Leben sei in Gefahr. Er hielt nach wie vor an dem Gefühl von Panik fest, und deshalb erlebte Jane jedes Mal Panik, wenn dieser State ins Bewusstsein kam.

Solange Janes 10-jähriger Ressourcen-State das Gefühl von Panik mitschleppte, konnte er ihr jetziges Leben behindern. Es würde nichts nützen, sich auf die Zeiten der Panikattacken zu konzentrieren, weil sie nur ein Symptom der angstvollen Emotionen waren, die Janes 10-jähriger State hatte.

Mit den RT-Aktionen kann der Therapeut die mit Angst vadierten States diagnostizieren und die Pathologie dieser States auflösen, sodass sie nicht länger an der Angst festhalten. Welche Pathologien mit Angst vadierte Ressourcen-States unter anderem verursachen können, ist im Folgenden aufgeführt.

Mit Angst vadierte States können folgende Pathologien verursachen:

- Albträume und Nachtangst
- Spezifische Phobien
- Panikattacken
- PTBS
- Platzangst
- Selbstverletzendes Verhalten
- Generalisierte Angststörung
- Dissoziative Identitätsstörung
- Spielsucht
- Suchtverhalten
- Arbeitssucht
- Zwangsstörungen (kann auch mit Zurückweisung vadiert sein)
- Sozialphobie (kann auch mit Zurückweisung vadiert sein)
- Angst, ein Geschäft zu eröffnen oder zu führen (kann auch mit Zurückweisung vadiert sein)
- Kaufsucht (öfter noch mit Zurückweisung vadiert)
- Unsozial (kann auch mit Zurückweisung vadiert sein)
- Krisenreaktion (profitiert von Krisenintervention)

Mit Angst vadierter Ressourcen-State	Normaler State
Ein mit Angst vadierter Ressourcen-State hat das Gefühl, es gebe etwas, das mächtiger ist als er und das ihn verletzen könne. Er verhindert, dass der Klient frei leben kann.	Normale States sind gern im Bewusstsein. Sie konzentrieren sich auf das, was um sie herum geschieht, nicht auf ein negatives Gefühl.

Mit Angst vadierte Ressourcen-States halten an der Illusion fest, dass die Vergangenheit immer noch stattfindet. Sie haben immer noch Angst vor etwas Altem. Deshalb machen die therapeutischen Interventionen für diese States klar, dass sie jetzt sicher sind und die Vergangenheit gegenwärtig nicht mehr stattfindet. Sobald sich diese States sicher und unterstützt fühlen, sobald sie nicht länger Vorboten der Angst sind, behindern sie das aktuelle Leben des Klienten nicht mehr.

Vor dem auslösenden sensibilisierenden Ereignis waren diese States in einem normalen Zustand und boten der Persönlichkeit eine Rolle, eine Fähigkeit. Solange diese States jedoch mit Angst traumatisiert sind, können sie ihren ursprünglichen Zweck nicht erfüllen. Nach der Auflösung sind sie wieder in der Lage, ihre ursprüngliche Aufgabe zu verfolgen, und so schildern die Klienten häufig, dass sie wieder Dinge tun können wie unbeschwert spielen oder sich um sich selbst kümmern.

2.3 Mit Zurückweisung vadierte States

Meiner Erfahrung nach ist der häufigste Grund, warum Klienten eine therapeutische Praxis aufsuchen, ein mit Zurückweisung vadierter State. Ein Klient mit einem mit Zurückweisung vadierten State erzählt Dinge wie:

- Ich bin nur mit mir selbst zufrieden, wenn ich andere zufriedenstelle.
- Wenn ich jemanden enttäusche, fühle ich mich schrecklich.
- Ich fühle mich wie ein Schwindler.
- Ich habe das Gefühl, die anderen würden mich nicht mögen, wenn sie mich wirklich kennen würden.
- Ich habe Angst, die Stelle anzutreten, weil ich vielleicht nicht gut genug bin.

- Ich fühle mich nicht liebenswert.
- Ich muss darum kämpfen, anerkannt zu werden.

Mit Zurückweisung vadierter Ressourcen-State	Normaler State
Ein mit Zurückweisung vadierter Ressourcen-State empfindet sich als nicht liebenswert oder nicht gut genug. Er kann den Klienten daran hindern, sich einzulassen, und seinen Selbstwert infrage stellen.	Normale States haben positive Gefühle in Bezug auf sich selbst. Sie genießen die Zeit, während der sie im Bewusstsein sind, und haben das Gefühl, etwas bieten zu können.

Das unterschwellige gemeinsame Merkmal von Ressourcen-States, die mit Zurückweisung vadiert sind, ist das Gefühl, nicht zu genügen oder nicht liebenswert zu sein. Diese States sind die Ursache bzw. entscheidend für im Folgenden aufgeführten Pathologien.

Mit Zurückweisung vadierte States können folgende Pathologien verursachen:

- Sozialphobie (kann auch MIT ANGST VADIERT sein)
- Angst, ein Geschäft zu eröffnen oder zu führen (kann auch mit Angst vadiert sein)
- Narzissmus
- Magersucht
- Bulimie
- Unsozial (kann auch mit Angst vadiert sein)
- Sich nicht liebenswert fühlen
- Kaufsucht (kann auch mit Angst vadiert sein)
- Übermäßiges Konkurrenzdenken

Mit Zurückweisung vadierte Ressourcen-States haben eine Erfahrung gemacht, die sie so interpretiert haben, dass sie nicht würdig, fähig oder liebenswert wären. Die Wahrheit ist, dass alle Kinder bedingungslose Liebe verdienen. Ressourcen-States, die sich nicht liebenswert fühlen, haben dieses Gefühl von ihrer Interpretation des Introjekts einer anderen Person erhalten. Sie haben sich aufgrund ihres inneren Eindrucks einer anderen Person nicht geliebt oder geschätzt gefühlt. Deshalb ist ein wichtiger Aspekt der Behandlung von Ressourcen-States, die mit Zurückweisung vadiert sind, der, dass die States lernen, dass alle Kinder bedingungslose Liebe verdienen und dass es nicht Schuld des Kindes ist, wenn es das, was alle Kinder verdienen, nicht bekommen hat.

Natürlich kann man das nicht intellektuell vermitteln. Es ist wichtig für den mit Zurückweisung vadierten Ressourcen-State, zum auslösenden sensibilisierenden Ereignis zurückzukehren, dann als zurückweisendes Introjekt zu sprechen, damit ein emotionales Verständnis erlangt werden kann. Dieses emotionale Verständnis besteht darin, dass zu dem Zeitpunkt das Introjekt Mühe hatte, bedingungslose Liebe zu zeigen. Das bedeutet nicht, dass das Introjekt schlecht war, aber es verlagert das Verständnis von »Ich war nicht liebenswert« zu »Die andere Person war nicht fähig, mir die Liebe zu zeigen, die alle Kinder verdienen«.

2.4 Mit Enttäuschung vadierte States

Mit Enttäuschung vadierte Ressourcen-States sind verärgert, dass das Leben nicht so ist, wie sie es geplant hatten oder lieber hätten. Diese States sind so verärgert, dass sie andere States daran hindern, auf positive Weise am Leben teilzuhaben.

Ein Beispiel ist die Person, die entdeckt, dass ihr Partner eine Affäre hatte. Ein Ressourcen-State kann so enttäuscht sein, dass er alle anderen States daran hindert, die Beziehung zu genießen.

Ein weiteres Beispiel ist eine Person, die aus einer langjährigen Anstellung entlassen wurde. Ihr Ressourcen-State kann so enttäuscht sein, dass er keiner anderen Ressource erlaubt, das Leben zu genießen, was mit der Zeit zu einer psychischen Depression führen kann.

Mit Enttäuschung vadierte Ressourcen-States können folgende Pathologien verursachen:

- Depression
- Vorwürfe und Schuldzuweisungen in der Beziehung
- Anhaltende und intensive Gefühle von Verlust

Mit Enttäuschung vadierter Ressourcen-State	Normaler State
Ein mit Enttäuschung vadierter Ressourcen-State hat wenig Energie, ist aufgewühlt oder verärgert und möchte nicht, dass andere Persönlichkeitsanteile glücklich sind.	Normale States genießen es, wenn sie bewusst sind, und sind dankbar, dass andere States auf unterschiedliche Weise helfen können. Sie feiern die Freude anderer States.

Man sollte unbedingt verstehen, dass es um die Interpretation einer enttäuschenden Erfahrung geht und nicht um das, was eigentlich passiert ist. Zwei Personen können das gleiche Ereignis erleben und die eine kann depressiv werden, während die andere davon kaum betroffen ist. Der Verlust eines Haustieres kann für die eine Person ein Ärgernis oder sogar eine Erleichterung sein, für eine andere kann er sich verheerend auswirken.

Deshalb sollte der Therapeut immer empathisches Verständnis für den Ressourcen-State, der mit Enttäuschung vadiert ist, zeigen. Erst wenn dieser Ressourcen-State sich verstanden fühlt, wird er am therapeutischen Prozess teilnehmen.

2.5 Mit Verwirrung vadierte States

Ein mit Verwirrung vadierter Ressourcen-State grübelt. Das heißt, der State kann einen bestimmten Gedanken einfach nicht loslassen, sondern kehrt immer wieder zu ihm zurück. Dabei kann es sich z. B. um Verwirrung in Bezug auf den Selbstmord einer anderen Person handeln oder darüber, wie sich jemand zum Zeitpunkt seines Todes gefühlt hat, was mit einem zur Adoption freigegebenen Kind passiert ist, Verwirrung bezüglich der Handlungen eines anderen oder bezüglich der eigenen Handlungen, oder es geht um Schuldgefühle und Scham.

Klienten mit einem Ressourcen-State, der mit Verwirrung vadiert ist, haben oft Schwierigkeiten mit dem Schlafen. Wenn sie versuchen einzuschlafen, übernimmt häufig der verwirrte Ressourcen-State das Bewusstsein und verzögert den Schlaf.

Mit Verwirrung vadierte Ressourcen-States können folgende Pathologien verursachen:

- Kompliziertes Trauern
- Grübeln (über das Wohl anderer, den Tod oder ein Ereignis)
- Schuld oder Scham
- Existenzangst
- Tiefe Verwirrung über den Misserfolg einer Beziehung

Mit Verwirrung vadierter Ressourcen-State	Normaler State
Ein mit Verwirrung vadierter Ressourcen-State kann etwas nicht loslassen. Er grübelt über Verwirrung, Vorwürfe, Schuld oder Scham. Oft kann man nicht schlafen.	Normale States können die Vergangenheit ruhen lassen. Sie sind in der Lage, die Gegenwart zu erleben. Sie sind im Frieden mit der Vergangenheit und blicken nach vorne.

Es ist ein Unterschied, ob man wegen des Misserfolgs einer Beziehung verwirrt oder depressiv ist. Der mit Enttäuschung vadierte Ressourcen-State, der depressive State, verfügt über wenig Energie und hindert andere States daran, das Leben zu genießen.

Der mit Verwirrung vadierte State kann bei der Arbeit oder an anderen Orten Energie haben. Und er hindert auch nicht andere Ressourcen-States daran, Dinge zu genießen. Einer Person mit einem State, der mit Verwirrung vadiert ist, kann es zeitweise gut gehen, aber sie grübelt, wenn der verwirrte State im Bewusstsein ist.

2.6 Retro-originale States

Ressourcen-States werden vor allem während der Kindheit, also dann, wenn Bewältigungsstrategien geübt werden, gebildet. Eine immer wieder benutzte Bewältigungsstrategie, die für die Person gut funktioniert, wird zu einem Ressourcen-State. Manchmal entwickelt der Ressourcen-State eine Bewältigungsstrategie, die andere Persönlichkeitsanteile später nicht mögen. Einen solchen State nennt man einen Retro-State. Ein Retro-State führt Handlungen aus, die von anderen Persönlichkeitsanteilen nicht geschätzt werden. Wenn die ursprüngliche Bewältigungsstrategie, die einen Ressourcen-State geformt hat, von anderen Persönlichkeitsanteilen nicht gemocht wird, nennt man das einen retro-originalen State. Beispiele für einen retro-originalen State können sein: Schmollen, Rückzug, Toben und anderes unsoziales Verhalten.

Es ist möglich, dass die Person ein solches Verhalten zeigt und alle Persönlichkeitsanteile ganz zufrieden mit dem Verhalten sind. Wenn das passiert, ist der Ressourcen-State kein Retro-State. Ein Ressourcen-State wird nur dann ein Retro-State, wenn sein Verhalten von anderen Persönlichkeitsanteilen abgelehnt wird.

Retro-originale States können folgende Pathologien verursachen:

- Unsoziales Verhalten
- Rückzug
- Schmollen
- Toben
- Persönlichkeitsstörungen
- Passiv-aggressives Verhalten

Retro-originale Ressourcen-States	Normaler State
Retro-originale Ressourcen-States haben das Gefühl, sie spielten eine wichtige Rolle. Sie tun, was sie können, und es ist ihnen wirklich egal, wenn andere States das ablehnen, was sie tun.	Normale States führen Verhaltensweisen aus, die ihrer Meinung nach wichtig sind und die auch die anderen States begrüßen.

Das Verhalten von retro-originalen States wird vom Klienten schon so lange ausführt, wie er sich erinnern kann. Es kann vorkommen, dass der Therapeut ein Verhalten sieht, das er gern ändern würde, doch solange dieses Verhalten nicht von Persönlichkeitsanteilen des Klienten als unerwünscht empfunden wird, hat es keinen großen Wert, dieses Verhalten ändern zu wollen.

2.7 Retro-vermeidende States

Retro-vermeidende States nehmen ihr meidendes Verhalten normalerweise im Erwachsenenalter an. Sie lernen, dass sie der Persönlichkeit durch ein bestimmtes Verhalten die Gefühle eines Ressourcen-States, der mit Angst oder Zurückweisung vadiert ist, ersparen können. Zum Beispiel kann eine Person praktisch jeden Abend vor dem Schlafengehen Schlösser und Wasserhähne überprüfen und dabei voll auf diese Tätigkeit konzentriert sein, ohne groß an etwas anderes zu denken. Der normale Ressourcen-State, der das macht, kann feststellen, dass die Persönlichkeit, solange sie damit beschäftigt ist, sicher vor ungelösten Emotionen ist. Weil diese Aktivität dem Zweck dient, die Person vor unerwünschten Emotionen zu schützen, kann es sein, dass die Person das dann öfter macht. Wenn die Person die Fähigkeit verliert, sich nicht so zu verhalten, wird die Aktivität zu einem retro-vermeidenden Verhalten.

Zum retro-vermeidenden Verhalten gehören alle Arten von psychischer Sucht und jedes Verhalten, das der Klient nicht kontrollieren kann. Der retro-vermeidende State hat zum Zwecke, die Persönlichkeit vor unerwünschten Gefühlen von Angst oder Zurückweisung zu schützen.

Retro-vermeidende States können folgende Pathologien verursachen:

- Süchte
- Zwangsstörungen
- Selbstverletzendes Verhalten
- Zwanghaftes Verhalten (einkaufen, essen, arbeiten)
- Einnahme von Drogen
- Wut oder Rage als Mittel des Ausagierens
- Essstörungen
- Arbeit / Vermeiden von Beziehung
- Kaufsucht
- »Perfektionistisches« Verhalten

Der State, der in die Therapie kommt

Der State, der sich zuerst dem Therapeuten zeigt, ist nicht der retro-vermeidende State. Der Klient mit einem retro-vermeidenden State wird dem Therapeuten fast immer erzählen, dass sein Mangel an Kontrolle das Problem ist (d. h. Drogeneinnahme, Zwangsverhalten, Süchte, Kaufsucht, Essstörungen usw.). Der Ressourcen-State, der sich anfänglich in der Therapie zeigt, empfindet einen Mangel an Kontrolle. Es gibt ein Verhalten, das dieser berichtende State nicht mag und nicht verhindern kann, deshalb empfindet er dieses Verhalten als außer Kontrolle.

Der retro-vermeidende State

Der eigentliche retro-vermeidende State hat sehr wohl das Gefühl, die Kontrolle zu haben, während er im Bewusstsein ist. Schauen wir ein Beispiel an.

Mandy kommt nach der Arbeit nach Hause in ein leeres Haus und fühlt sich allein und ängstlich. Das sind die Gefühle eines vadierten States. Ein retro-vermeidender State hat gelernt, wie er Mandy helfen kann, diese Gefühle zu meiden. Er übernimmt das Bewusstsein, geht zum Kühlschrank und isst die nächsten 45 Minuten lang, wobei er stabil im Bewusstsein bleibt, indem er dafür sorgt, dass Mandy »gedanklich abschaltet«. Andere States werden währenddessen blockiert und können sogar über Mandys Verhalten überrascht sein, wenn sie ins Bewusstsein zurückkehren.

Der retro-vermeidende State kann mit der Zeit sehr gut dafür sorgen, dass die Persönlichkeit sich während seines Verhaltens vor den negativen Gefühlen des vadierten States sicher fühlt. Der retro-State hat die Kontrolle und fühlt sich sehr nützlich.

Retro-vermeidende Ressourcen-States	Normaler State
Retro-vermeidende States haben das Gefühl, eine wichtige Rolle zu spielen. Sie machen gern, was andere States nicht mögen, wenn es die Persönlichkeit vor negativen Gefühlen bewahrt.	Normale States zeigen Verhalten, das ihnen wichtig erscheint und das andere States auch begrüßen. Sie sind im Frieden mit anderen States und verändern gegebenenfalls ihr Verhalten, um es in Einklang mit den Werten der anderen Persönlichkeitsanteile zu bringen.

Es ist fast nicht möglich, retro-vermeidendes Verhalten zu unterbinden, ohne sich erst um die aufgewühlten oder verärgerten Gefühle des vadierten States zu kümmern, der gemieden wird. Es hat wenig Wert, mit dem retro-vermeidenden State zu arbeiten, bevor der vadierte State nicht zur Normalität zurückgekehrt ist.

Wenn man einen retro-vermeidenden State unterstützen will, mit ungewolltem Verhalten aufzuhören, benutzt man als Erstes Bilder, um dem Klienten zu helfen, den vadierten State ins Bewusstsein zu bringen (siehe Retro-vermeidendd, Seite 71), und als Zweites arbeitet man direkt mit dem retro-vermeidenden State, um sicherzustellen, dass er, sollte er in Zukunft wieder benötigt werden, mit einem Verhalten helfen kann, das als positiv empfunden wird.

2.8 Widerstreitende States

Widerstreitende States sind im Konflikt bezüglich einer Entscheidung oder bestimmter Aktivitäten. Stellen Sie sich vor, Sie kommen von der Arbeit nach Hause und denken daran, am Abend noch zu arbeiten. Dann stellen Sie fest, dass Sie fernsehen, haben leichte Schuldgefühle und hören eine kleine Stimme in Ihrem Kopf, die Ihnen sagt, Sie seien faul. Sie ignorieren diese Stimme und fahren fort, fernzusehen. Das ist ein Beispiel für widerstreitende States.

Beide States sind gut, der Körper braucht Zeit, um sich auszuruhen und zu erholen, und wir müssen Arbeit erledigen. Das Problem ist, dass diese zwei States möglicherweise ihren gegenseitigen Wert nicht verstehen. Der Arbeits-State sieht den anderen als faul an, und der Ruhe-State empfindet den Arbeits-State als Sklaventreiber.

Ein weiteres Beispiel für widerstreitende States sind die beiden States, die sich in Bezug auf eine wichtige Entscheidung nicht einigen können. Der eine State meint: »Diese Beziehung ist nicht gut für mich, ich verdiene Besseres. Das ist nicht die Art von Beziehung, die ich haben möchte, wenn ich älter werde.« Ein anderer State hingegen ist der Ansicht, dass es wichtig sei, sich zu binden, und dass Familienstabilität wichtig sei. In einer guten Beziehung gebe es auch schlechte Jahre. »Geben wir dem Ganzen noch etwas Zeit.« Die beiden States sind im Widerstreit und müssen lernen, sowohl den Beitrag des jeweils anderen zu schätzen wie auch besser miteinander zu kommunizieren, sodass wichtige Entscheidungen mit weniger Konflikt getroffen werden können.

Widerstreitende States können folgende Pathologien verursachen:

- Prokrastination
- Schlafstörungen
- Chronische Erschöpfung
- Kognitive Dissonanz

Widerstreitende Ressourcen-States	Normaler State
Widerstreitende Ressourcen-States verstehen die Bedeutung anderer States nicht. Entweder kämpfen sie mit ihnen, um am Zug zu sein, oder sie kämpfen mit ihnen, um eine Entscheidung zu gewinnen.	Normale States respektieren andere States und berücksichtigen, was sie zu sagen haben. Sie suchen einen zeitlichen Kompromiss, damit alle States die Zeit bekommen, die sie brauchen.

Unsere States sollten unterschiedliche Meinungen und verschiedene Fähigkeiten haben. Ihre Vielfalt ermöglicht uns, vielseitig qualifiziert zu sein. Unsere States sollten den Wert der anderen erkennen können und nicht miteinander darum kämpfen, wer im Bewusstsein sein darf, bzw. nicht die Werte oder Meinungen der anderen abtun. Ressourcen-Therapie benutzt das Verhandeln mit widerstreitenden States, um den States zu helfen, sich gegenseitig wertzuschätzen und zu ehren und laufend miteinander Kompromisse einzugehen.

2.9 Dissonante States

Dissonante States sind nicht gern am Zug, während sie dissonant sind. Sie wollen nicht da sein. Sie sind nicht der am besten geeignete State für die betreffende Situation.

Dissonante States reagieren ganz anders als vadierte States. Vadierte States sind empfindliche Teile der Psyche. Sie halten ungelöste Emotionen. Wenn sie ins Bewusstsein kommen, bringen sie Emotionen aus der Vergangenheit, Emotionen, die nicht zur aktuellen Situation passen. Dissonante States halten keine ungelösten Emotionen aus der Vergangenheit. Sie wären normale States, wenn sie nicht zum falschen Zeitpunkt am Zug wären. Sie verstehen, dass sie in dem Moment nicht gut abschneiden, aber sie haben das Gefühl, sie könnten nicht aus dem Augenblick aussteigen.

Beispiele für dissonante States sind: einen Sport zu betreiben versuchen, aber das Gefühl haben, man könne nicht die normale Leistung erbringen, oder eine Prüfung machen und sich nicht an Dinge erinnern, die man gelernt hat.

Dissonante States können folgende Pathologien verursachen:

- Frustration bei der Bewältigung von Aufgaben
- Das Gefühl, ungeeignet zu sein
- Unfähig, man selbst zu sein
- Schreibblockade
- Leistungstief beim Sport
- Unterdurchschnittliche Leistung

Dissonante States sollten nicht mit vadierten States verwechselt werden. Klienten, die beim Beschreiben von schwierigen Situationen von einer erhöhten Emotionalität sprechen, haben höchstwahrscheinlich vadierte States. Klienten mit vadierten States fällt es schwer, einen bevorzugten State zu finden und ihn ins Bewusstsein zu bringen, weil die Emotionen eines vadierten States sehr mächtig sein können. Wenn offensichtlich ist, dass ein vadierter State vorliegt, sollte er mit den RT-Aktionen 2 bis 7 aufgelöst werden.

Dissonante Ressourcen-States	Normaler State
Dissonante Ressourcen-States fühlen sich nicht wohl, wenn sie bewusst sind. Sie mögen nicht, was sie tun sollten, wenn sie bewusst sind, und sind über ihre Eignung frustriert.	Normale States genießen es, am Zug zu sein. Wenn sie bewusst sind, haben sie das Gefühl, der beste Persönlichkeitsteil für diesen Augenblick zu sein. Möglicherweise möchten sie sich verbessern, doch fühlen sie sich in der Lage dazu.

Der dissonante State überlässt das Bewusstsein gern einem anderen State, sobald ein besserer State für das, was zu tun ist, gefunden wurde. Der Prozess, einem dissonanten State zur Rückkehr in die Normalität zu verhelfen (also nur dann ins Bewusstsein zu kommen, wenn er der beste State für diesen Zeitpunkt ist), besteht darin, dem Klienten zu helfen, genau zu definieren, wie er am liebsten mit dieser Situation umgehen würde, und dann die beste Ressource zu finden, die das tun kann. Als letzten Schritt benutzt man oft das Ankern (RT-Aktion 15), um sicherzustellen, dass der Klient auch in der Lage sein wird, den bevorzugten State ins Bewusstsein zu bringen, wenn er es wünscht.

3 Ressourcen-Therapie-Aktionen und Behandlungsanleitungen

3.1 Die Sitzung beginnen und beenden

Das zentralste Anliegen am Anfang einer Sitzung ist festzustellen, wo der Klient bereit ist, etwas zu verändern. Wenn wir bereit sind, mit der Therapie zu beginnen, stelle ich die einfache Frage: »Was möchten Sie heute verändern?« Die Antwort auf diese Frage gibt einen klaren Hinweis, welche Richtung für die Therapie am besten ist. Natürlich kann sich der Fokus verändern, wenn sich während der Sitzung ein größeres Thema zeigt. Es ist immer wichtig, dort zu arbeiten, wo der Klient zu einer Veränderung bereit ist, und nicht dort, wo der Therapeut meint, der Klient müsse sich verändern.

In den Folgesitzungen frage ich dann jeweils: »Wo hat sich denn seit der letzten Sitzung etwas gezeigt, was Sie zu verändern bereit wären?« Damit stelle ich sicher, dass die Sitzungszeit nicht von Themen in Anspruch genommen wird, die schon angesprochen wurden.

Die wichtigsten Aspekte am Ende einer Sitzung sind das Nachbesprechen und Überprüfen, das Beantworten offener Fragen und das Beenden mit der Zuversicht, dass der Klient in der Lage ist, eine positivere Erfahrung zu machen. Manchmal fragt der Klient: »Werde ich eine große Veränderung spüren?« Natürlich können wir nie genau wissen, wie viel Veränderung ein Klient erfahren wird, weshalb ich solche Fragen gern beantworte mit: »Ich weiß es nicht. Manchmal ist es schön, sich überraschen zu lassen.« Diese Art von Antwort baut keine messbaren Erwartungen auf, sondern hinterlässt eine positive Konnotation bezüglich der Möglichkeiten des Klienten, Veränderung zu erleben.

3.2 Während der Sitzung

Während der Sitzung ist es immer gut, für den Ressourcen-State, mit dem man arbeitet, einen Namen zu erhalten. Stellen Sie sicher, dass Sie den Namen vom State selbst bekommen. Ein Ressourcen-State ist nicht unbedingt zufrieden mit dem Namen, den ein anderer State ihm gibt. Wenn ich für den State einen Namen habe, kreise ich ihn in meinen Notizen ein, damit ich mich nachher leicht darauf beziehen kann.

Es ist unbedingt erforderlich, einen Namen für den Ressourcen-State zu finden und ihn auch zu verwenden. Wenn man einen Ressourcen-State beim Namen nennt, kann er leichter im Bewusstsein bleiben. Man kann auch den Namen des Ressourcen-States nutzen, um ihn wieder ins Bewusstsein zu rufen, nachdem man mit einem anderen State geredet hat.

Reden Sie immer positiv mit und über Ressourcen-States. Alle Ressourcen-States schätzen es, wenn man mit ihnen und über sie respektvoll spricht, und wenn man das tut, sind sie während der Therapie viel kooperativer. Selbst ein Retro-State, der sich so verhält, dass man sein Verhalten nicht ermutigen sollte, kann als starker Teil der Persönlichkeit bezeichnet werden. Es ist gut, starke Persönlichkeitsanteile zu haben, und wenn sie kooperieren wollen, können sie für den Klienten sehr nützlich sein.

Ressourcen-Therapie-Aktion 1: *Diagnose der Ressourcen-States-Pathologie*

Ziel der RT-Diagnose ist das Einordnen des Behandlungsanlasses in eine von acht Kategorien, siehe Tabelle 2, Tabelle 3 und Tabelle 5. Beinahe alle Klienten werden mit einer Form von Angst oder Unsicherheit vorstellig.

1. Was ist der Behandlungsanlass?	2. Der Ressourcen-State könnte sein:	3. Wenn bewusst, fühlt sie ...	4. Wurde seit der Kindheit bemerkt?	5. Diagnostische Klassifikation
Unerwünschtes Verhalten	retro-original	Fühlt sich kompetent	☐ Ja	retro-original
	retro-vermeidend		☐ Nein	retro-vermeidend
	Dissonant	☐ Fühlt sich inkompetent		Dissonant
Unerwünschte Emotion (vadiert)	Angst	☐ Angst		vadiert mit Angst
	Zurückweisung	☐ Nicht gut genug		vadiert mit Zurückweisung
	Enttäuschung	☐ Wenig Energie		vadiert mit Enttäuschung
	Verwirrung	☐ Grübelt		vadiert/ Verwirrung
Innerer Konflikt	widerstreitend	☐ Im Konflikt mit anderem State		widerstreitend

Tab. 2: Ressourcen-Therapie Klassifikations-Ablaufdiagramm

	Pathologie des States	Beschreibung
4 **Vadierte Kategorien (Unerwünschte Emotionen)**	vadiert mit Angst	Wenn Bewusstsein Angst oder angstbasierte Emotionen hat
	vadiert mit Zurückweisung	Hat Angst oder Emotionen, die darauf basieren, nicht liebenswert oder gut genug zu sein, wenn im Bewusstsein
	vadiert mit Enttäuschung	Hat wenig Energie und eine Ressource verweigert einer anderen Freude oder Genuss
	vadiert mit Verwirrung	Grübeln, Schuld oder Scham
2 **Retro-Kategorien (Ungewolltes Verhalten)**	retro-original	Zeigt seit der Kindheit unerwünschtes Verhalten
	retro-vermeidend	Zeigt ungewolltes Sucht- oder Zwangsverhalten, dies vermeidet die vadierten Gefühle von Angst oder Zurückweisung
	widerstreitend	Zwei States wollen gleichzeitig ins Bewusstsein oder zwei States sind sich in Bezug auf ein wichtiges Thema nicht einig.
	dissonant	Der State, der bewusst ist, will nicht am Zug sein und man würde einen anderen bevorzugen.

Tab. 3: Pathologische Ressourcen-States

<table>
<tr><th>Pathologie</th><th>Wenn bewusst, fühlt er sich ...</th><th>Was andere States berichten</th></tr>
<tr><td>Mit Angst vadiert</td><td>Ängstlich oder hat angstbasierte Emotionen</td><td rowspan="2">Andere States wünschen sich, er würde einfach weggehen und aufhören, mit Emotionen störend einzuwirken, die ihnen in die Quere kommen. Sie versuchen, die Emotionen wegzudrängen.</td></tr>
<tr><td>Mit Zurückweisung vadiert</td><td>Nicht liebenswert oder gut genug</td></tr>
<tr><td>Mit Enttäuschung vadiert</td><td>Entmutigt und traurig, hat wenig Energie</td><td>Andere States werden durch ihn blockiert. Kein State darf Spaß haben.</td></tr>
<tr><td>Mit Verwirrung vadiert</td><td>Unfähig, etwas loszulassen, hat manchmal Schuldgefühle oder macht Vorwürfe</td><td>Kann sich nicht konzentrieren, arbeiten oder schlafen, weil der State grübelt</td></tr>
<tr><td>Retro-original</td><td rowspan="2">Gut in dem, was er tut. »Geh mir aus dem Weg.«</td><td rowspan="2">Andere States empfinden, dass diese States sie in Schwierigkeiten bringen. Sie mögen nicht, was diese tun, und finden keinen Weg, sie zu stoppen. Für sie sind diese States außer Kontrolle geraten.</td></tr>
<tr><td>Retro-vermeidend</td></tr>
<tr><td>Widerstreitend</td><td>In einem Kampf; beschreibt oft eine Unfähigkeit, zur Ruhe zu kommen</td><td>Andere States sind sich des Konflikts bewusst und sind frustriert von den dadurch verursachten Problemen.</td></tr>
<tr><td>Dissonant</td><td>Fehl am Platz; der State, der bewusst ist, will nicht am Zug sein und würde einen anderen State vorziehen.</td><td>Andere States sind frustriert durch den Mangel an Kompetenz, den er zeigt, während er bewusst ist.</td></tr>
</table>

Tab. 4: Wie pathologische Ressourcen-States fühlen und wie sie von anderen States beschrieben werden

Klassifikation	Verbundene Pathologien		
Mit Angst vadiert	• Albträume und Nachtschrecken • Spezifische Phobie • Panikattacke • PTBS • Platzangst • Selbstverletzendes Verhalten • Generalisierte Angststörung	• Spielsucht • Süchte • Arbeitssucht • OCD (oder mit Zurückweisung vadiert) • Sozialphobie (oder mit Zurückweisung vadiert) • Angst vor eigenem Geschäft (oder mit Zurückweisung vadiert)	• Kaufsucht (oder öfter mit Zurückweisung vadiert) • Unsozial (oder retro oder mit Zurückweisung vadiert) • Krisenreaktion • DIS
Mit Zurückweisung vadiert	• Sozialphobie (oder mit Angst vadiert) • Angst vor eigenem Geschäft (oder mit Angst vadiert) • Narzissmus • Magersucht • Bulimie	• Unsozial (oder mit Angst vadiert) • Sich nicht liebenswert fühlen • Angst vor eigenem Geschäft (oder mit Angst vadiert) • Kaufsucht (oder vadiert mit Angst) • Zu starkes Konkurrenzdenken	
Mit Verwirrung vadiert	• Kompliziertes Trauern • Grübeln (über das Wohl anderer, Tod, ein Ereignis)	• Existenzangst • Tiefe Verwirrung über Ende einer Beziehung • Schuld oder Scham	
Mit Enttäuschung vadiert	• Depression • Vorwürfe in der Beziehung	• Anhaltende und intensive Gefühle von Verlust	
Retro-original	• Unsoziales Verhalten • Rückzug • Schmollen	• Rage • Persönlichkeitsstörungen • Passiv-aggressives Verhalten	
Retro-vermeidend	• Süchte • Selbstverletzendes Verhalten • Zwangsverhalten (kaufen, essen, arbeiten)	• Wut oder Rage als Mittel des Ausagierens • Essstörungen • Vermeiden von Arbeit/Beziehung • Zwangsstörungen	• Kaufsucht • »Perfektionistisches« Verhalten • Einnahme von Drogen • Selbstverletzendes Verhalten

Klassifikation	Verbundene Pathologien	
Widerstreitende States	• Prokrastination • Schlafstörungen	• Chronische Erschöpfung • Kognitive Dissonanz
Dissonanter State	• Frustration bei Bewältigung von Aufgaben • Gefühl, nicht geeignet zu sein • Unfähig, man selbst zu sein	• Schreibblockade • Leistungstief im Sport • Unterdurchschnittliche Leistung

Tab. 5: Mit dem Klassifikationstyp verbundene Typologien

Die genaue Diagnose ist manchmal erst bei RT-Aktion 2 wirklich klar. Zum Beispiel ist, wenn der Klient mit Angst vor einem neuen Job vorstellig wird, möglicherweise nicht klar, ob diese Angst von einem mit Angst vadierten State oder von einem mit Zurückweisung vadierten State herrührt. Wenn der entsprechende State mit RT-Aktion 2 ins Bewusstsein gebracht wird und er die Emotionen, die er erlebt, ausdrücken kann, wird klar, ob er Angst hat oder das Gefühl, nicht gut genug zu sein.

Klassifikation	Empfohlene Behandlungs-Aktionen		
Mit Angst vadiert	Aktion 2: Spezifisch beleben Aktion 3: Brücke Aktion 4: Ausdrücken	Aktion 6: Entfernen Aktion 7: Erleichterung	Aktion 8: Ressource finden Aktion 12: Reaktions-Check
Mit Zurückweisung vadiert	Aktion 2: Spezifisch beleben Aktion 3: Brücke Aktion 4: Ausdrücken	Aktion 5: Introjekt sprechen lassen Aktion 6: Entfernen Aktion 7: Erleichterung	Aktion 8: Ressource finden Aktion 12: Reaktions-Check
Mit Verwirrung vadiert	Aktion 2: Spezifisch beleben	Aktion 9: Introjekt-Stuhlwechsel	Aktion 12: Reaktions-Check
Mit Enttäuschung vadiert	Aktion 8: Ressource finden	Aktion 8: Ressource finden (Ja, man macht das zweimal.)	Aktion 10: Verhandeln mit Retro-State
Retro-original	Aktion 2: Spezifisch beleben Action 8: Ressource finden	Aktion 10: Verhandeln mit Retro-State	Aktion 12: Reaktions-Check
Retro-vermeidend	Aktion 2: Spezifisch beleben Aktion 3: Brücke Aktion 4: Ausdrücken	Aktion 5: Introjekt sprechen lassen Aktion 6: Entfernen Aktion 7: Erleichterung	Aktion 10: Verhandeln mit Retro-State Aktion 12: Reaktions-Check
Widerstreitende States	Aktion 2: Spezifisch beleben	Aktion 11: Verhandeln mit widerstreitenden States	Aktion 12: Reaktions-Check
Dissonanter State	Aktion 2: Spezifisch beleben	Aktion 8: Ressource finden	Aktion 12: Reaktions-Check

Tab. 6: Empfohlene Behandlung für jeden Klassifikationstyp

Ressourcen-Therapie-Aktion 2: *Spezifisch beleben*

Die Aktion Spezifisch beleben ist eine der am meisten benutzten Aktionen in der Ressourcen-Therapie. Die Ressourcen-Therapie ist wirkungsvoll, weil man direkt mit dem Ressourcen-State arbeitet, der ein Problem hat. Die Aktion Spezifisch beleben ist die Aktion, die sicherstellt, dass der richtige State für die Therapie im Bewusstsein ist.[2]

Schritte für Spezifisch beleben:

1. Einen einzigen, spezifischen Zeitpunkt finden, zu dem der gewünschte State im Bewusstsein war. Dies sollte nicht eine allgemeine Zeitangabe sein wie etwa »Oft mit meiner Frau ...«.
2. Den Klienten anleiten, die Augen zu schließen.
3. Im Präsens reden und eine Reihe von Fragen stellen, damit immer mehr Aspekte von diesem Ereignis so lebendig werden, dass der Klient sich dort befindet, etwa: »Wenn sie Sie jetzt anschaut, was hat sie für einen Ausdruck im Gesicht?«
4. Weiterhin beleben bis man merkt, dass der State, mit dem man reden möchte, offensichtlich im Bewusstsein ist.
5. Den bewussten State fragen: »Wie kann/darf ich Sie nennen, jetzt, wo Sie diese Erfahrung machen?«

Um den richtigen State ins Bewusstsein zu holen, ist es *unbedingt notwendig*, sicherzustellen, dass der Klient *einen spezifischen Zeitpunkt* beschreibt, wo er diesen State erlebte. Es obliegt dem Therapeuten, eine Aussage abzulehnen, die einen allgemeinen Zeitrahmen beschreibt, wo der State am Zug ist, wie etwa: »Wenn ich zu Hause bin«. Der Klient sollte ein signifikantes Ereignis beschreiben, bei dem der State am Zug war.

2 Bemerkung der Übersetzerin: im Englischen kennt man die Unterscheidung zwischen Du- und Sie-Form nicht. Der deutschsprachige Therapeut sollte mit dem Klienten klären, wie der jeweilige State angesprochen werden soll (außer bei einem Kind-State, wo das Du offensichtlich ist). Der Therapeut fragt also den State direkt, wenn er im Bewusstsein ist, ob er mit Du oder Sie angesprochen werden möchte. Der Einfachheit halber verwenden wir hier die Sie-Form. Außerdem handelt es sich bei den Formulierungen um Sätze, die sich am englischen Original orientieren. Am besten finden Sie eigene, im Deutschen übliche Formulierungen.

Wenn der Klient in der Lage ist, einen spezifischen Vorfall zu beschreiben, bei dem der State bewusst war, sollte der Therapeut den Klienten bitten, die Augen zu schließen, »... damit Sie sich besser darauf konzentrieren können«.

Sobald der Klient die Augen geschlossen hat, sollte der Therapeut im *Präsens* sprechen. Zum Beispiel: »Was für einen Gesichtsausdruck hat denn Ihr Chef, wenn er so vor Ihnen steht?« Mithilfe von Fragen dieser Art im Präsens sollten möglichst viele Details darüber, was der Klient während dieses Vorfalls erlebt hat, gesammelt werden. Die folgenden Fragen sind Beispiele für die Art von Einzelheiten, die helfen können sicherzustellen, dass der gewünschte Ressourcen-State bewusst wird.

- »Welche Tageszeit ist es denn jetzt gerade, wenn Sie da in Ihrem Büro sitzen?«
- »Woher kommt das Licht? Kommt es vom Fenster, gibt es eine andere Art von Beleuchtung?«
- »Wie fühlen Sie sich jetzt, wenn Ihr Chef diesen Ausdruck hat?«
- »Wie ist denn die Temperatur dort, wo Sie sind?«
- »Sind andere Menschen da, die zuschauen?«

Diese Art von Fragen kann man stellen, bis klar wird, dass der Ressourcen-State im Bewusstsein ist. Wenn man versucht, einen vadierten State ins Bewusstsein zu holen, lässt sich, sobald dies gelungen ist, beim Klienten ein gewisses Maß an Emotionalität oder Affekt feststellen. Möchte man einen Retro-State ins Bewusstsein bringen, merkt man, dass man mit einem State redet, der meint, er würde eine wichtige Rolle spielen. Ruft man einen widerstreitenden State hervor, zeigt dieser ein gewisses Maß an Frustration, Abneigung oder Missfallen gegenüber einem anderen State. Wenn man einen dissonanten State ins Bewusstsein holt, zeigt sich, dass dieser State im Moment des spezifisch Belebens nicht gern bewusst ist. Vielmehr fühlt er sich inkompetent oder unwohl.

Ressourcen-Therapie-Aktion 3: *Die Brücke*

Manchmal meinen Klienten zu wissen, warum sie die Emotionen haben, die sie wahrnehmen. Ich finde jedoch, dass sie sich damit oft irren. Die Brücke kann genau offenbaren, was mit dem State, der mit Angst oder Zurückweisung vadiert ist, verbunden ist.

Die Brücke ist wichtig, weil sie die unerwünschten Emotionen der mit Angst oder Zurückweisung vadierten States mit dem auslösenden sensibilisierenden Ereignis, welches dazu geführt hat, dass sie vadiert wurden, verbindet. Der mit Angst oder Zurückweisung vadierte State kann nur aufgelöst werden, wenn man das auslösende sensibilisierende Ereignis findet. Z. B. findet es ein Klient schwierig, vor einer Gruppe von Leuten zu reden, weil er einen State hat, der als Kind vadiert wurde, als sein Vater ihn angeschrien hat. Genau dieser State hat immer noch die Angst vor seinem Vater-Introjekt aus der Zeit, als er vadiert wurde. Dieser State wird diese Angst so lange haben, bis das auslösende sensibilisierende Ereignis wieder besucht und der vadierte State ermächtigt wird. Deshalb ist es äußerst wichtig, dass man mithilfe der Brücke den mit Angst oder Zurückweisung vadierten State zum auslösenden sensibilisierenden Ereignis zurückführt.

Die Brücke beinhaltet drei einfache Schritte:

1. Spezifisch beleben
2. Ein Alter für den State erhalten
3. Den State wie durch einen Trichter in das auslösende Sensibilisierende Ereignis führen

Der erste Schritt wird durch RT-Aktion 2 abgedeckt.

Schritt 2 folgt unmittelbar nach dem spezifisch Beleben, während die Augen des Klienten noch immer – wie dort angeleitet – geschlossen sind. Er besteht darin, den vadierten State, der aktuell aufgrund von Schritt 1 im Bewusstsein ist, dazu zu bringen, auszudrücken, wie alt er sich fühlt. Das kann etwas heikel sein, weil der Klient, wenn man ihn fragt: »Wie alt fühlen Sie sich?«, oft sein jetziges Alter nennen wird. Der tatsächlich vadierte State fühlt sich gleich alt wie damals während des auslösenden sensibilisierenden Ereignisses, als er vadiert wurde.

Wenn Sie, während der vadierte State mit Ihnen spricht, eine Stimme hören, die wie die Stimme eines Kindes klingt, können Sie etwas in der Art sagen: »Es klingt so, als würde ich jetzt gerade die Stimme eines Kindes hören. Wie alt wäre denn dieses Kind ungefähr?« Wenn sich keine solche Gelegenheit ergibt, benutze ich oft die folgende Abfolge von Fragen, um zu eruieren, wie alt sich der vadierte State fühlt.

- »Wo genau in Ihrem Körper spüren Sie dieses Gefühl ...?« (das Gefühl beschreiben, das bereits ausgedrückt wurde)
- »Ungefähr wie groß ist die Stelle, die betroffen ist, so groß wie ein Golfball, ein Tennisball, ein Fußball?«
- »Ist der Rand von dieser Stelle genau definiert oder eher zerfranst?«
- »Innerhalb von dieser Stelle, ist es dort eher hell oder dunkel?«
- »Gibt es dort eine Farbe?«
- »Ist diese Farbe bzw. dieser Farbton überall gleich oder ist es in der Mitte dunkler?«
- »Wenn Sie jetzt mitten in dieser Stelle drinstehen, ist es dort dick- oder dünnflüssig und können Sie sich leicht bewegen?«
- »Wenn Sie genau am Rand dieser Stelle sitzen und Sie lassen die Füße da hineinbaumeln (z. B. in das dicke dunkelrote Zeug), können sich Ihre Füße leicht hin und her bewegen oder ist das eher schwierig?«
- »Wie fühlen sich Ihre Füße an, während Sie sie hin und her baumeln lassen?«
- »Schauen Sie mal, wie Ihre Füße in dem Zeug aussehen, und sagen Sie mir, was Sie sehen.«

In diesem Augenblick sagen fast alle Klienten, dass ihre Füße kleiner aussehen. Wenn das der Fall ist, frage ich sie: »Ungefähr wie alt wären diese Füße?« Mit dieser Abfolge von Fragen erhält man fast immer das Alter des States zum Zeitpunkt, als er vadiert wurde. Selbst wenn es nicht möglich ist, eine Altersangabe zu bekommen, kann man mit eher allgemeinen Fragen über die Art von Bildern, die wahrgenommen werden, mit der Brücke fortfahren.

Der dritte und letzte Schritt der Brücke besteht darin, den Klienten wie durch einen Trichter in das auslösende sensibilisierende

Ereignis hineinzuführen. Um den Klienten in das Bild des auslösenden sensibilisierenden Ereignisses hineinzuführen, benutze ich die folgenden Fragen:

- »Wenn Sie jetzt (z. B.) sieben Jahre alt sind mit (z. B.) dem Gefühl, Sie bekommen Ärger, egal was Sie sagen, sind Sie eher drinnen, in einem Gebäude, oder draußen, außerhalb eines Gebäudes?«
- »Fühlen Sie sich eher allein oder haben Sie das Gefühl, es sei noch jemand da?«
- (Falls jemand anderes da ist:) »Wer ist denn noch da?«
- »Was passiert jetzt?«

Der Klient muss nicht im Einzelnen beschreiben, was passiert. Wichtig ist, dass er sich mit dem auslösenden sensibilisierenden Ereignis verbindet, sodass er mithilfe der folgenden RT-Aktionen mehr Macht über das Ereignis erlangt.

Ressourcen-Therapie-Aktion 4: *Ausdrücken*

Wenn der vadierte Ressourcen-State in der Lage ist, innerhalb der Bilder des auslösenden sensibilisierenden Ereignisses absolut alles zu sagen, lernt er schnell, dass es nichts Inneres gibt, was ihn verletzen kann. Anfangs mag er zu ängstlich sein, um seine Gefühle auszudrücken, aber mit ein bisschen Ermunterung und Unterstützung seitens des Therapeuten wird er es können. Er lernt, dass er sicher ist, egal was er sagt, und er lernt, dass es im Innern nichts gibt, was ihn verletzen könnte.

Während der Ausdrucksphase kann der Therapeut Dinge sagen wie:

- »Das passiert jetzt nicht wirklich, also können Sie alles sagen, was Sie wollen.«
- »Wir wissen, dass wir jetzt in einem Therapieraum sind, also ist es sicher, genau das zu sagen, was Sie fühlen.«
- »Ist es in Ordnung, wenn ich ihm das zuerst sage?«
- »Am besten lassen wir ihn zuerst so weit schrumpfen, dass er nur noch einen Zentimeter groß ist. Jetzt ist er winzig klein

und hat ein piepsiges Stimmchen. Bitte treten Sie nicht auf ihn, ich möchte nämlich, dass Sie ihm sagen können, was Sie ihm zu sagen haben.«

Ermächtigende Aussagen wie diese machen es für den State, der mit Angst oder Zurückweisung vadiert wurde, einfacher, sich auszudrücken.

Ressourcen-Therapie-Aktion 5: *Introjekt sprechen lassen*

Introjekte sind verinnerlichte Eindrücke eines Ressourcen-States. So wie ein Schauspieler in einem Theaterstück oder Film die Rolle einer Person annehmen kann, so kann ein Ressourcen-State die Rolle eines Introjekts übernehmen und als dieses Introjekt sprechen. Das kann für die Therapie nützlich sein. Der Ressourcen-State kann dadurch, dass er die Gefühle des Introjekts gefühlt hat, eine sensorisch erlebte Erinnerung gewinnen. Wenn der Ressourcen-State zurückkehrt und über diese Gefühle nachdenkt, kann er ein Aha-Erlebnis in Bezug auf die Beziehungsdynamik haben.

Introjekt sprechen lassen kann mit geschlossenen Augen durchgeführt werden, wenn man mit einem mit Zurückweisung vadierten State arbeitet, oder, bei der RT-Aktion 9 *Introjekt-Stuhlwechsel*, mit offenen Augen. Durch die Aktion Introjekt sprechen lassen kann der Klient vom Introjekt mehr über einen Verwandten, Freund oder sogar Verstorbenen erfahren.

Wenn ein Ressourcen-State die Gelegenheit bekommt, als Introjekt zu sprechen, kann er ein tieferes Verständnis von der Dynamik zwischen ihm und seinem Introjekt gewinnen. Z. B. wird ein mit Zurückweisung vadierter State gebeten, als Introjekt der Person zu sprechen, durch die er die Zurückweisung erfahren hat. Nachdem er erfahren hat, dass das Introjekt aufgrund seiner eigenen Schwierigkeiten nicht in der Lage war, bedingungslose Liebe zu geben, wird ein tieferes Verständnis der Dynamik möglich. Daher kann der State, der sich früher nicht liebenswert fühlte, verstehen, dass es das Introjekt war, das zu dem Zeitpunkt nicht fähig war, bedingungslos zu lieben.

Der erste Schritt bei Introjekt sprechen lassen besteht darin, dass der Ressourcen-State dem Introjekt direkt sagt, was er zu sagen hat.

Der Therapeut könnte etwa vorschlagen: »Jetzt würde ich gern direkt mit Ihrem Vater reden. Ich möchte, dass Sie wie ein toller Schauspieler sind, der wie Ihr Vater ist. Vergessen Sie einfach, wer Sie sind, damit ich direkt von Ihrem Vater hören kann, wie er sich jetzt fühlt. Papa, Ihr Sohn war sehr tapfer und hat Ihnen gesagt, dass er das Gefühl hat, dass Sie ihn nicht wirklich lieben. Papa, was empfinden Sie, wenn Sie ihn das sagen hören?«

Ziel der Aktion Introjekt sprechen lassen ist nicht, das Introjekt, den verinnerlichten Eindruck des Ressourcen-States von einer anderen Person, zu verändern. Vielmehr ist das Ziel, dass der Ressourcen-State ein besseres Verständnis von der Dynamik zwischen dem Introjekt und dem State gewinnt. Wenn das Introjekt eines Elternteils sagt: »Mein Leben ist zu schwierig, ich hätte ihn nie haben sollen«, sollte der Therapeut, wenn er mit dem mit Zurückweisung vadierten State redet, sagen: »Danke, dass Sie mit mir geredet haben, Vater. Danke für Ihre Ehrlichkeit. Jetzt würde ich gern mit (Name des vadierten States) reden. Also, jetzt verstehe ich, warum Sie so fühlen. Jeder würde so empfinden. Jetzt gerade ist Ihr Vater nicht in der Lage, Ihnen die Liebe zu geben, die jedem Kind zusteht. Jedes Kind verdient bedingungslose Liebe. Ich möchte dafür sorgen, dass Sie die Liebe bekommen, die jedes Kind verdient.«

Indem der Ressourcen-State die Identität des Introjekts annimmt und dann zum Ressourcen-State zurückkehrt, kann er, aufgrund seiner sensorisch erlebten Erinnerung, ein tieferes Verständnis gewinnen. Der Ressourcen-State erinnert sich an die Gefühle, die er hatte, als er vorgab, das Introjekt zu sein, und das ermöglicht ihm eine kathartische Veränderung im Verständnis.

Ressourcen-Therapie-Aktion 6: *Entfernen*

Das Entfernen ist schnell und einfach, jedoch ein wichtiger Schritt. Wenn man mit States arbeitet, die mit Angst oder Zurückweisung vadiert wurden, können sie, nachdem sie mit der Aktion Ausdrücken ermächtigt wurden, entscheiden, ob sie dem Introjekt erlauben wollen, in ihrem inneren Raum zu bleiben oder nicht. Vergessen Sie nicht, dass Introjekte spezifisch für einen Ressourcen-State sind. D. h., wenn ein Ressourcen-State einem Introjekt sagt, er wolle es nicht mehr in seinem Raum haben, beeinflusst das nicht andere Ressourcen-States und ihre Beziehungen mit dem Introjekt.

Nach der Aktion Ausdrücken für ein mit Angst vadiertes Introjekt oder nach der Aktion Introjekt sprechen lassen für einen mit Zurückweisung vadierten State kann der Therapeut etwas in der Art sagen:

- »Das war sehr gut. Möchten Sie, dass (Introjekt-Name) in Ihrem Raum bleibt, oder möchten Sie Ihren Raum frei und für sich haben? Ganz, wie Sie wollen.«

(Wenn der Ressourcen-State sagt, er/sie könne bleiben:)

- »Das ist schön. Sie können ihm das einfach sagen.«

(Wenn der Ressourcen-State sagt, er möchte, dass er/sie geht:)

- »Dann sagen Sie ihm doch einfach, dass er/sie gehen soll. Schicken Sie ihn raus.«

Es spielt überhaupt keine Rolle, ob der Ressourcen-State möchte, dass das Introjekt in seinem Raum bleibt oder seinen Raum verlässt. Entscheidend ist, dass er versteht, dass er die Wahl hat. Dies ist ein zusätzlicher Schritt, der ihm erlaubt, sich in Bezug auf das Introjekt ermächtigt zu fühlen.

Ressourcen-Therapie-Aktion 7: *Erleichterung*

Nach den ermächtigenden Aktionen ist der letzte Schritt bei der Auflösung von States, die mit Angst oder Zurückweisung vadiert sind, die Erleichterung. Erleichterung ist eine wichtige Aktion, weil sie den vorher vadierten State mit einem Gefühl von Sicherheit und Unterstützung zurücklässt.

Diese Aktion erfordert, dass man einen anderen Ressourcen-State findet, der bei dem vorher vadierten State bleiben kann, um dafür zu sorgen, dass er sich sicher und unterstützt fühlt. Der beste Weg, einen Ressourcen-State mit dieser Fähigkeit zu finden ist, den Klienten mit seinem Namen anzusprechen und zu fragen, wie er jemanden unterstützen würde, den er gernhat, auf den die gleiche

Beschreibung wie die seines eigenen vorher vadierten States zutrifft.

Zum Beispiel:

»Amy, wenn Sie sehen würden, wie ein siebenjähriges Mädchen, das Sie kennen und gernhaben, in seinem Zimmer sitzt und weint und Angst hat, was würden Sie tun wollen?«

Wenn die Klientin diese Frage beantwortet, können Sie fragen:

»Welchen Namen kann ich diesem Teil von Ihnen geben, der gerade geantwortet hat?«

Dann, wenn Sie eine Antwort erhalten haben (wie etwa »Helferin«), können Sie sagen:

»Helferin, danke, dass Sie mit mir reden. Ich möchte, dass Sie zu Verletzt ins Zimmer gehen, den Arm um sie legen und Liebe in jede Zelle und Faser ihres Seins fließen lassen. Helferin, Sie können das und auch alles andere tun, was Sie so tun. Je mehr Sie tun, desto stärker werden Sie. Sie können vieles gleichzeitig tun. Gehen Sie jetzt zu Verletzt und lassen Sie sie wissen, dass Sie immer für sie da sein werden. Lassen Sie sie wissen, dass sie niemals mehr allein sein wird.«

Dann frage ich:

»Verletzt, wie fühlt sich das an? (Und mit der Antwort von Verletzt:) Verletzt, es klingt für mich, als würden Sie sich nicht mehr verletzt fühlen. Was wäre jetzt ein besserer Name, der beschreibt, wie Sie sich jetzt fühlen? Wie möchten Sie jetzt heißen? (Nach der Antwort, z. B. ›Geliebt‹:) Das ist ein wunderbarer Name. Von jetzt an werde ich Sie ›Geliebt‹ nennen.«

Am Ende der Erleichterungs-Aktion erlebt der Klient einen ganz anderen Affekt als den, den er unmittelbar nach der Brücke erlebt hatte. Der Ressourcen-State, der mit Angst oder Zurückweisung vadiert war, hat sich in einen State im Normalzustand gewandelt. Er hält keine negativen Emotionen mehr, die an die Oberfläche kommen und dem Klienten Angst machen können.

Ressourcen-Therapie-Aktion 8: *Ressource finden*

Die Aktion Ressource finden wird benutzt, um die beste Ressource zu finden, über die der Klient für den jeweiligen Zeitpunkt oder die jeweilige Aktivität verfügt. Es ist eine unkomplizierte Aktion, die nur aus zwei Teilen besteht. Zuerst wird eine Frage gestellt, um zu ermitteln, wie der Klient den Zeitpunkt oder die Aktivität sowohl innerlich wie äußerlich erleben möchte. Dann wird mit der Aktion Spezifisch beleben eine Ressource gefunden und benannt, die verfügbar ist. Wenn etwa der Klient eine Ressource finden möchte, die besser mit seinem Sohn im Teenageralter reden könnte, könnte die erste Frage lauten:

- »Wenn Sie mit ihm reden, wie möchten Sie das Gespräch erleben? Wie möchten Sie nach außen handeln und sich im Innern fühlen?«

Sie müssen sicherstellen, dass Sie eine Antwort auf beide Teile dieser Frage erhalten. Dann fragen Sie den Klienten, wann er fähig war, so zu handeln und sich so zu fühlen, irgendwann in seinem Leben und mit irgendjemandem. Wenn Sie die Antwort auf diese Frage haben, benutzen Sie die Aktion Spezifisch beleben, um eine hilfreiche Ressource zu finden und ihr einen Namen zu geben. Dann nennen Sie den State beim Namen und fragen ihn, ob er bereit wäre, in Zukunft dem Klienten dann zu helfen, wenn es nötig ist.

Wenn Ressourcen-States gebeten werden zu helfen, tun sie das gerne, sofern sie sich dazu in der Lage fühlen. Ressourcen-States sind liebend gern im Bewusstsein und behilflich. Es kommt häufiger vor, dass zwei Ressourcen-States gleichzeitig am Zug sein wollen, als dass kein Ressourcen-State an der Reihe sein möchte.

Was, wenn der Klient über keinen entsprechenden Ressourcen-State verfügt, wie er benötigt wird?

Wenn der Klient sich nicht an eine Zeit erinnern kann, als er in der Lage war, in der gewünschten Weise zu agieren und zu fühlen, muss man einen Ressourcen-State finden, der üben und diese Fähigkeit übernehmen kann. Wir bauen nicht einen neuen Ressourcen-State auf, sondern finden lediglich einen State, der die Fähigkeit hat, die benötigten Eigenschaften zu übernehmen. Um einen solchen State zu finden, bittet man den Klienten, zu beschreiben, wie es wäre, wenn er fähig wäre, in der gewünschten Weise zu agieren und zu fühlen. Der Ressourcen-State, der diese Frage beantworten kann, ist derjenige, der fähig ist, zu üben und die gewünschte Aktivität zu übernehmen.

Zum Beispiel:

(Die Klientin kann sich nicht erinnern, je fähig gewesen zu sein, sich durchzusetzen.)

»Amy, wie wäre es, wenn Sie sich so durchsetzen könnten, wie Sie das gern würden? Vielleicht könnten Sie mir beschreiben, wie Sie reden, wie Sie sich fühlen würden und wie das für Sie wäre?«

(Während Sie eine Beschreibung erhalten:)

»Wie kann ich diesen Teil, der jetzt spricht, nennen? Wie möchte dieser Teil von Ihnen heißen, der sich wirklich gut durchsetzen kann?«

(Angenommen, der gegebene Name ist »Stark«:)

»Stark, danke, dass Sie mit mir reden. Es klingt für mich so, als hätten Sie ein wirklich gutes Verständnis von durchsetzungsfähigem Verhalten. Amy braucht jetzt einen durchsetzungsfähigen Teil und es scheint, als seien Sie der Teil, der Amy am besten helfen könnte, indem Sie dieses Verhalten übernehmen. Je mehr Sie es üben, desto besser werden Sie darin. Stark, wären Sie bereit, der durchsetzungsfähige Teil zu sein, der sich durchsetzt, wenn Amy Sie braucht?«

Ein fragiler Teil könnte niemals forsch genug sein, um sich durchzusetzen, doch wird es nicht ein fragiler Teil sein, der beschreibt, wie es wäre, durchsetzungsfähig zu sein. Der Teil, der beschreibt, wie es wäre, durchsetzungsfähig zu sein, versteht diese Fähigkeit gut genug, um sie übernehmen zu können.

Ressourcen-Therapie-Aktion 9: *Introjekt-Stuhlwechsel*

Die Aktion Introjekt-Stuhlwechsel hilft einem Ressourcen-State, ein besseres Verständnis von der Dynamik zwischen ihm und einer anderen Person zu gewinnen. Dadurch, dass der Klient erlebt, wie es ist, auf dem Stuhl der anderen Person zu sitzen und dann wieder auf den eigenen Stuhl zurückzukehren, kann der Klient eine kathartische Erfahrung machen. Sie kann ihm helfen, Verwirrung, Schuld bzw. Schuldgefühle aufzulösen. Der Klient bringt die sensorisch erlebte Erinnerung der Gefühle, die er als Introjekt hatte, auf seinen eigenen Stuhl mit.

Die acht folgenden Schritte wurden aus dem Buch *Resource Therapy* (Emmerson 2014) übernommen und angepasst. Dort finden Sie eine ausführlichere Beschreibung dieser Aktion sowie Illustrationen.

1. **Spezifisch beleben:** Sicherstellen, dass der pathologische State bewusst ist und einen Namen hat, z. B. »Verletzt«.
2. **Ermitteln, was gesagt und/oder gefragt werden muss:** Direkt mit der Ressource sprechen, sie beim Namen nennen und herausfinden, was sie dem Introjekt sagen würde, wenn sie könnte, und welche Fragen sie gern stellen würde.
3. **Dafür sorgen, dass das Introjekt auf dem anderen Stuhl verstanden wird.** Z. B.: »Verletzt, stellen Sie sich einfach vor, Ihr Bruder sitzt jetzt auf dem Stuhl Ihnen gegenüber. Sagen Sie mir, wenn Sie so weit sind.«
4. **Sorgen Sie dafür, dass möglichst alles ausgedrückt und gefragt wird:** Sagen Sie der Ressource, dass sie jetzt alles sagen kann und sicher ist, weil wir wissen, dass das Introjekt nicht wirklich auf dem anderen Stuhl ist, und leiten Sie die Ressource an, sich *direkt* dem Introjekt gegenüber möglichst vollständig auszudrücken. Wenn der Klient etwa sagt: »Ich möchte, dass er weiß ...«, unterbrechen Sie ihn und sagen: »Sagen Sie es ihm direkt. Sagen Sie seinen Namen und fahren Sie dann mit dem fort, was er wissen sollte.« Die Ressource kann auch jede Frage stellen, die sie will oder die ihr von Nutzen sein könnte. Der Therapeut sollte den Klienten *ermutigen, sich ganz auszu-*

drücken, und gute Notizen von allem machen, was gesagt wird, damit er ihm nachher, wenn das Introjekt spricht, die richtigen Stichworte geben kann.

5. **Leiten Sie den Klienten an, sich auf den Stuhl des Introjekts zu setzen.** Nachdem die Ressource ermutigt wurde, sich voll auszudrücken und auch ihre Fragen zu stellen, sollte der Klient gebeten werden, aufzustehen und sich zum anderen Stuhl zu begeben. Während der Klient sich auf den Stuhl setzt, sollte man das Introjekt klar beim Namen nennen, z. B.:
   - »Anthony, danke, dass Sie da sind.« Wenn der Klient sich hingesetzt hat, sollte man das Introjekt fragen, wie es sich in Bezug auf das, was gerade gesagt wurde, fühlt. Z. B.:
   - »Anthony, sie hat soeben einiges zu Ihnen gesagt. Wie empfinden Sie das?« Das hilft dem Klienten, sich in die Lage des Introjekts zu versetzen.
6. **Direkt mit dem Introjekt sprechen:** Stellen Sie dem Introjekt Fragen in Bezug auf die Bedürfnisse der Ressource. Fragen Sie Dinge, die die Ressource über die Fähigkeiten, Gefühle und den inneren Frieden des Introjekts aufklären. Schauen Sie Ihre Notizen an und stellen Sie sicher, dass das Introjekt auf alle von der Ressource kommenden Kommentare und Fragen antwortet.
7. **Lenken Sie den Klienten zurück zum ursprünglichen Stuhl:** Nennen Sie den Klienten beim Namen (nicht beim Namen der Ressource) und bitten Sie ihn, aufzustehen und sich zum anderen Stuhl zu begeben. Während der Klient sich setzt, sagen Sie klar den Namen der Ressource, um sich wieder diesem Persönlichkeitsanteil zuzuwenden. Z. B.: »Verletzt, was Anthony gesagt hat, war interessant. Er meinte, ...«
8. **Mit der Ressource nachbesprechen:** Fragen Sie die Ressource nach ihren Gefühlen in Bezug auf das, was sie soeben gehört hat, und finden Sie heraus, ob sie dem Introjekt noch irgendetwas anderes sagen möchte. Nachbesprechen.

Ressourcen-Therapie-Aktion 10: *Verhandeln mit Retro-State*

Retro-States zeigen Verhalten, das andere States nicht mögen. Es gibt zwei Arten von Retro-States: retro-original und retro-vermeidend. Das Verhandeln mit einem Retro-State kann direkt mit dem State durchgeführt werden, doch bei retro-vermeidenden States sollte zuerst der vadierte State aufgelöst werden, der gemieden wird, bevor man mit dem Retro-State verhandelt (siehe Behandlungsanleitung für Retro-vermeidendde States, S. 71).

Retro-vermeidende States sind diejenigen, die das meidende Verhalten ausführen, wie etwa eine Sucht, Zwangsverhalten, eine Kaufsucht und anderes. Eine ausführlichere Beschreibung der Schritte und ein Fallbespiel finden Sie in *Ressourcen-Therapie* (Emmerson 2014).

1. **Aktion *Spezifisch beleben* anwenden** (RT-Aktion 2), um den Retro-State ins Bewusstsein zu bringen.
2. **Mit diesem State reden, um zu ermitteln, wie er dem Klienten in der Vergangenheit geholfen hat,** um klarzubekommen, was seine Absicht ist. Zum Beispiel könnte eine State, der sich unsozial verhält, die Person vor Angriffen geschützt haben, oder ein alkoholsüchtiger State hat den Klienten möglicherweise vor den negativen Gefühlen eines vadierten States beschützt.
3. **Einen Namen für den Retro-State** bekommen, der auf seine Absicht und nicht auf seine Rolle hinweist. Zum Beispiel sollte man nicht den Namen Raucher, sondern vielmehr einen Namen wie Entspanner oder Rebell akzeptieren. Lassen Sie den Namen Spieler nicht gelten, dafür aber Namen wie Beschützer. Sie können einen Namen vorschlagen, sobald die Absicht klar ist, und Sie können den State spezifisch fragen, was seine Absicht ist. Lassen Sie den Retro- State auch mitbestimmen, wenn es um seinen Namen geht.
4. **Zeigen Sie Wertschätzung dafür, wie er in der Vergangenheit geholfen hat,** auch wenn das Verhalten negativ war. Sie müssen das Verhalten nicht loben, aber seine Bemühungen zu helfen schon. Loben Sie den State für seine Bereitschaft, sogar

von anderen States abgelehnt zu werden, um seine wichtige Rolle erfüllen zu können.

5. **Eine passende Ressource organisieren.** Wenn eine Ressource nötig ist, um die Situation, die der Retro-State in der Vergangenheit bewältigt hat, zu meistern, benutzen Sie die Aktion *Ressource finden* (RT-Aktion 8). Wenn z. B. durchsetzungsfähiges Verhalten statt Toben, Wut oder Rückzug erforderlich ist, muss man eine Ressource finden, die sich durchsetzen kann, indem man die Aktion Ressource finden durchführt. Man kann diesen Schritt tun, noch bevor man mit dem Retro-State verhandelt, wenn einem das lieber ist. Wichtig ist einfach, einen State zu haben, der zu den Zeiten bewusst sein kann, zu denen früher der Retro-State im Bewusstsein war.
6. Schlagen Sie eine alternative oder kleinere Rolle vor, damit er weiterhin seine Absicht erfüllen kann, und zwar eine Rolle, die die anderen Ressourcen-States wertschätzen können. Zu diesem Zeitpunkt sollte man nicht fragen, ob der Retro-State diese neue Rolle übernehmen würde. Sagen Sie: »Lassen Sie uns einfach mal sehen, was andere States von Ihnen in dieser neuen (oder bisher weniger häufig eingenommenen) Rolle halten.« Häufig glaubt ein Retro-State zunächst, dass man ihn niemals mögen wird oder dass er nur das tun kann, was er früher schon gemacht hat. Er sagt dann Dinge wie: »Sie werden mich nie mögen«, oder: »Das ist einfach das, was ich kann. Etwas anderes kann ich nicht.« Es ist erstaunlich, wie schnell diese Haltung sich verändert, sobald er erlebt hat, dass ein anderer State seine neue Rolle wertschätzt. Man kann immer Dinge sagen wie: »Ich weiß, es scheint so, als wäre es nicht möglich, dass sie Sie mögen, aber ich wette, sie werden es doch tun, wenn Sie anfangen, auf diese neue Weise zu helfen. Warten wir's doch einfach mal ab.«
7. **Reden Sie direkt mit der Ressource, die Sie aufgesucht hat, weil für sie das Retro-Verhalten ein Problem ist.** Einen Namen für sie finden. Sagen Sie ihr, dass sie den Retro-State mögen wird, wenn er sich verändert, z. B.: »Beschützer würde Ihnen gefallen, wenn er nur zum Zuge kommt, wenn Ihr Körper wirklich in Gefahr ist, und wenn sonst ein durchsetzungsfähiger Teil sich um die anderen Situationen kümmert. Es wäre wirk-

lich gut, einen starken Beschützer-Teil zu haben, wenn wilde Hunde Sie angreifen, oder etwa nicht? In anderen Momenten könnte sich Durchsetzungsfähig um die Situation kümmern. Das wäre doch in Ordnung für Sie, oder nicht?«

8. **Wieder mit dem Retro-State reden,** um sicherzustellen, dass er jetzt bereit ist, sich anders zu verhalten oder eine reduzierte Rolle zu übernehmen, z. B.: »Beschützer, haben Sie das gehört? Andere States werden Sie mit Ihrer neuen Rolle mögen. Sind Sie bereit, Durchsetzungsfähig zu erlauben, sich um die meisten Dinge zu kümmern, während Sie für den Fall da sind, dass der Körper in echter Gefahr schwebt?«

Ressourcen-Therapie-Aktion 11: *Verhandeln mit widerstreitenden States*

Es kann sein, dass zwei Ressourcen-States sich nicht einig sind, welcher von beiden am Zug sein sollte (z. B. ein Arbeits- und ein Ruhe-State, ein schlafender und ein denkender State), oder dass zwei Ressourcen-States sich in Bezug auf eine wichtige Entscheidung nicht einigen können. Dies sind die zehn Schritte für das Verhandeln mit widerstreitenden States:

1. Mit zwei Stühlen beginnen, die man einander gegenüberstellt, wobei der Klient auf dem einen sitzt.
2. Die Aktion Spezifisch beleben benutzen, um dafür zu sorgen, dass einer der am Konflikt beteiligten States im Bewusstsein ist.
3. Den Namen verwenden, den man aufgrund der Aktion Spezifisch beleben für den Ressourcen-State erhalten hat, und den State fragen, wie er in Bezug auf den State, mit dem er im Widerstreit ist, empfindet.
4. Für seine Gefühle Verständnis zeigen, aber auch Argumente anführen, warum der andere State wichtig und nützlich sein kann.
5. Den Klienten bitten, aufzustehen und auf den anderen Stuhl zu wechseln, dann sofort mit dem anderen widerstreitenden State reden und sicherstellen, dass man einen Namen für ihn bekommt.

6. Diesen beim Namen nennen und fragen, wie er bezüglich des States auf dem anderen Stuhl, mit dem er im Konflikt war, empfindet. Genau aufschreiben, was er sagt.
7. Verständnis zeigen für seine Gefühle, aber betonen, wie wichtig und nützlich der andere State sein kann.
8. Weiterhin Argumente dafür anführen, bis der widerstreitende State die Nützlichkeit des anderen States zu erkennen beginnt. Wenn das der Fall ist, einen Kompromiss formulieren, bei dem die beiden States jeweils respektiert werden und etwas bekommen, was sie wollen.
9. Wiederum den Klienten den Stuhl wechseln lassen und dafür sorgen, dass der andere State auf die gleiche Weise antworten und sagen kann, dass er die Bedeutung des anderen versteht und dass er in Zukunft nach einem näher beschriebenen Plan einen Kompromiss eingehen und mit dem anderen zusammenarbeiten möchte.
10. Beiden States Ihre Wertschätzung dafür zeigen, dass sie zusammenarbeiten, und vorschlagen, dass sie in Zukunft auch dann weiterhin zusammenarbeiten und Kompromisse eingehen können, wenn sich die Umstände ändern.

Wenn Ressourcen-States in Bezug auf eine wichtige Entscheidung nicht einer Meinung sind, ist es oft für den Therapeuten und den Klienten aufschlussreich, über die Stimme der betroffenen States in dem Augenblick, in dem sie ihre Meinung ausdrücken, zu reflektieren. Manchmal wird ein State emotional, was darauf hindeutet, dass ein vadierter State vorhanden ist und die Brücke geschlagen werden muss. Manchmal spricht der eine State mit Leidenschaft, während der andere aus Pflichtgefühl spricht. Dies zu beobachten und darüber zu reden kann dem Klienten helfen, den Konflikt zwischen den beiden Ressourcen-States zu lösen.

Ressourcen-Therapie-Aktion 12: *Reaktions-Check*

Die Aktion Reaktions-Check ist eine ausgezeichnete Möglichkeit, die Wirksamkeit der therapeutischen Intervention zu überprüfen, und für den Klienten eine gute Gelegenheit zu üben und das Vertrauen zu gewinnen, dass die Intervention erfolgreich war. Die RT-Aktion 2 ist bei allen Interventionen der Ressourcen-Therapie üblich. Deshalb hat der Therapeut bereits die Bilder und die Notizen über die Bilder von dem Problem, das der Klient zu verändern bereit war.

Bei der Aktion Reaktions-Check kehrt man lediglich zu den Bildern zurück, die bei der RT-Aktion 2 problematisch waren, um zu sehen, ob es eine Veränderung im Erleben des Klienten innerhalb dieser Bilderlandschaft gegeben hat. Man kann die gleiche Art von Fragen und Techniken anwenden, die während der RT-Aktion 2 benutzt wurden, um dem Klienten zu helfen, zu den ursprünglichen Bildern zurückzukehren. Dies geschieht normalerweise ziemlich rasch, weil der Klient bereits Erfahrung damit hat, die Bilder wachzurufen, und weil der Klient im späteren Teil der Sitzung fokussierter ist.

3.3 Ergänzende Ressourcen-Therapie-Aktionen

Alle 12 oben beschriebenen RT-Aktionen werden in mindestens einer der für die acht pathologischen Klassifikationen angewendeten Interventionen benutzt. Die drei unten aufgeführten ergänzenden RT-Aktionen können sehr nützlich sein, werden aber nur nach Bedarf eingesetzt. Die Aktion Mit Widerstand verbünden ist nützlich, wenn der Widerstand des Klienten so groß ist, dass er den therapeutischen Fortschritt hemmt. Das Trennungssieb hilft dem Klienten, etwas loszulassen, wenn er bereit ist weiterzugehen. Das Ankern hilft dem Klienten, einen gewünschten Ressourcen-State ins Bewusstsein zu bringen.

Ressourcen-Therapie-Aktion 13:
Mit Widerstand verbünden

Wenn in der Therapie Widerstand auftaucht, ist das ein Zeichen, dass der Therapeut sich einem emotionalen Ressourcen-State nähert. Es bedeutet, dass die Therapie gut läuft. Wenn der Therapeut Zeuge von Widerstand ist, ist er Zeuge eines beschützenden Ressourcen-States. Es ist gut, dass wir beschützende States haben. Ohne sie würden wir uns zu exponiert und verletzlich fühlen. Beschützende States sind wichtig und haben auch das Gefühl, dass ihre Aufgabe wichtig ist. Wenn man sie bekämpft, kämpfen sie zurück. Deshalb ist es gut, dem beschützenden State Respekt zu erweisen, um sein Vertrauen zu gewinnen und ihm zu helfen, sich gut zu fühlen, wenn er den therapeutischen Fortschritt zulässt.

Es gibt zwei Techniken, die mit beschützenden States gut funktionieren.

Wenn Sie in der Therapie einem beschützenden State begegnen, halten Sie inne und sagen Sie etwas wie:

»Wie ich sehe, ist da ein beschützender Teil. Ich möchte Ihnen, Beschützender Teil, fürs Beschützen danken. Ich bin sicher, Sie machen das schon ziemlich lange, und was Sie tun, ist wichtig. Ich möchte, dass Sie weiterhin beschützen. Ich weiß, Sie sind da, um den Teil zu beschützen, mit dem ich reden möchte. Auch ich möchte diesem Teil helfen. Jetzt, wo ich da bin, wäre ein günstiger Zeitpunkt für Sie, eine wohlverdiente Pause zu machen. Sie haben sehr hart gearbeitet. Allerdings möchte ich, dass Sie mit einem Auge aufpassen, einfach um sicherzugehen, dass alles in Ordnung ist. Seien Sie bereit, beschützend einzuspringen, wenn Sie gebraucht werden. Aber in der Zwischenzeit schätze ich es sehr, wenn Sie mir erlauben, mit der Arbeit fortzufahren, um dem State zu helfen, den Sie so lange beschützt haben.«

Ich habe festgestellt, dass diese Technik meistens bei Widerstand funktioniert. Ich spreche den beschützenden State nicht verbal an, indem ich ihn um eine Antwort bitte. Ich zeige lediglich ihm und dem gegenüber, was er tut, Respekt. Manchmal gibt es einen intellektuellen State, der auf diese Äußerung von Respekt nicht anspricht. Dann bleibt der Klient im Kopf und fährt fort zu intellektualisieren. Therapeutische Probleme sind emotionale Probleme. Es sind die Emotionen, die den Klienten in die Therapie bringen.

Die zweite Technik für den Umgang mit Widerstand ist besonders für intellektuelle States geeignet, die für Sicherheit sorgen wollen, indem sie im Kopf bleiben. Zum Beispiel:

- »Wie ich sehe, ist ein sehr starker intellektueller Teil da. Ich würde gern mit einem fragilen Teil sprechen. Ich nehme an, Sie wissen, dass er da ist, da diese Person wegen seiner Gefühle in die Therapie gekommen ist. Ich würde Sie, Intellektueller Teil, jetzt gern ›Intellekt‹ nennen, wenn das für Sie o. k. ist.

Intellekt, es ist Ihnen bewusst, dass da ein fragiler Teil ist, nicht wahr?«

(»Intellekt« antwortet bejahend.)

- »Was halten Sie von dem fragilen Teil, Intellekt? Mögen Sie ihn? Oder wünschen Sie sich, er wäre nicht da? Was halten Sie von ihm?«

(»Intellekt« antwortet, dass er ihn nicht mag und wünscht, er würde einfach verschwinden und ihm nicht in die Quere kommen.)

- »Danke, dass Sie mir das erzählen. Ich möchte mal schauen, was dieser fragile Teil empfindet in Bezug auf das, was Sie gerade gesagt haben. Fragiler Teil, Intellekt hat soeben gesagt, dass er Sie nicht mag und sich wünscht, Sie würden einfach verschwinden. Das fühlt sich wahrscheinlich nicht sehr gut an für Sie, Fragiler Teil, oder? Wie fühlen Sie sich, wenn Sie ihn das sagen hören?«

An dieser Stelle kann der fragile Teil antworten, weil der intellektuelle Teil an der Antwort interessiert ist. Der intellektuelle Teil ist neugierig, hat einen Kommentar über den fragilen Teil gemacht und möchte nun wissen, was der fragile Teil dazu sagt.

Wenn der fragile Teil antwortet, sollte man ihm sofort dafür danken, dass er spricht, und einen Namen für ihn bekommen. Sobald man einen Namen für ihn hat, sollte man ihn möglichst oft beim Namen nennen, das hilft ihm, im Bewusstsein zu bleiben. Wenn ich *oft* sage, meine ich: *so oft, dass es nervt.* Benutzen Sie seinen Namen in jedem Satz.

Ressourcen-Therapie-Aktion 14: *Trennungssieb*

Das Trennungssieb ist eine Technik, die einem Ressourcen-State erlaubt, sich von etwas zu trennen, das er bereit ist loszulassen. Zum Beispiel kann ein Ressourcen-State bereit sein, Schuldgefühle loszulassen oder eine vergangene Beziehung oder ein Gefühl von Trauma.

Eigentlich benutze ich lieber die Techniken der RT-Aktionen 2 bis 7, doch kann das Trennungssieb auch angewendet werden, um Trauma aufzulösen. Es ist nicht mit Zwang verbunden und erfordert nicht, dass ein AUSLÖSENDES SENSIBILISIERENDES EREIGNIS nochmal durchlebt wird.

Das Trennungssieb besteht aus einem 10-Schritte-Prozess. Die Schritte werden im Folgenden aufgeführt, gefolgt von einer kurzen Erklärung.

Sorgen Sie dafür, dass die richtige Ressource im Bewusstsein ist.

Die RT-Aktion *Spezifisch beleben* benutzen, um sicherzustellen, dass die richtige Ressource im Bewusstsein ist, sofern sie nicht schon klar da ist.

Überprüfen Sie, ob der Klient bereit ist loszulassen.

Sprechen Sie direkt mit der Ressource darüber, ob sie bereit ist loszulassen oder nicht. Es ist vorteilhaft, ihr zu sagen, dass das Trennungssieb lediglich ein Experiment ist und dass sie nachher, wenn sie es benutzt hat, selbst entscheiden kann, ob sie alles wieder so haben will, wie es war, oder eine Veränderung möchte.

Das Sieb beschreiben.

Sagen Sie dem Klienten, dass er sich jetzt erlauben darf, die Augen zu schließen. Erzählen Sie ihm, dass das Sieb sehr viel stärker ist, als es zu sein braucht. Sagen Sie dem Klienten, dass er leicht durch das Sieb kommt, aber dass das Sieb auf keinen Fall etwas Schweres durchlässt. Jegliche Gefühle von Wut, Schuld, Groll oder Negativität seien wie ein schwerer Mantel, der abfallen und vom Sieb aufgefangen werden könne, sodass der leichte Teil mühelos durchkäme. »Dort unten hin, wo meine Stimme ist.«

Beschreiben Sie, wie er durch das Sieb kommt und alles Schwere hinter sich lässt. Suggerieren Sie dem Klienten, dass er genau jetzt ganz leicht durch das Sieb fällt. »Dort unten hin, wo meine Stimme ist, einfach mal so als Experiment, um zu sehen, wie es sich anfühlt.«

Fragen Sie die Ressource, wie sie sich fühlt.

Fragen Sie etwas in der Art von: »Wie fühlt sich das an, jetzt, wo alles Schwere vom Sieb aufgefangen wurde?«

Bitten Sie die Ressource, hinauf in das Sieb zu schauen und zu beschreiben, wie das Zeug aussieht, das zurückgelassen wurde.

Sagen Sie etwas wie: »Schauen Sie zurück zum Sieb und sagen Sie mir mit einem Symbol, wie das Zeug im Sieb aussieht.« (Normalerweise wird es als klebrig und dunkel beschrieben.)

Fragen Sie die Ressource, ob sie etwas von dem Zeug zurückhaben möchte.

Sagen Sie etwas wie: »Wollen Sie irgendetwas von dem Zeug zurückhaben?«

Fragen Sie die Ressource, mit welcher Farbe Licht oder Flüssigkeit man das Zeug vollständig wegzischen lassen könnte.

Sagen Sie etwas wie: » Licht oder Flüssigkeit in welcher Farbe würde das Zeug mit einem großen Zischen in nichts auflösen? »

Zeichnen Sie ein Bild von dem Zeug, wie es im Sieb mit dem Licht oder der Flüssigkeit weggezischt wird.

Sagen Sie etwas wie: »Also, dann mal los! Lassen Sie ein purpurnes Licht, das viel stärker ist als nötig, einfach all das Zeug wegzischen. Tschschschschschsch.« (Ja, ich mache das Geräusch.)

Fragen Sie die Ressource, wie sie sich jetzt fühlt.

Sagen Sie etwas wie: »Wie fühlen Sie sich jetzt?«

Es kann durchaus sein, dass ich eine Reihe von Klienten sehe, ohne das Trennungssieb einzusetzen, doch gelegentlich kann es für einen Klienten sehr nützlich sein und ihm helfen, etwas loszulassen, was ihm vorher schwergefallen ist. Mitunter sieht eine Person etwas in dem Sieb, das sie noch nicht loszulassen bereit ist, und wenn das der Fall ist, kann sie diesen Teil einfach durchlassen. Ein Beispiel hierfür ist, dass ein Klient noch nicht bereit ist, jeden Aspekt einer Beziehung, die vorbei ist, gehen zu lassen, und dann kann er einfach die Aspekte der Beziehung durchlassen, die er fortführen möchte, und alles andere wegzischen lassen.

Das Trennungssieb ist offenkundig eine Metapher, die es dem Klienten ermöglicht, Klarheit darüber zu gewinnen, was erwünscht ist und was nicht. Der Klient nimmt bereitwillig an einer Aktivität teil, dank derer er klar benennen kann, was er loslassen möchte.

Ressourcen-Therapie-Aktion 15: *Ankern*

Das Ankern ist ein nützliches Werkzeug, das hilft, den Klienten zu ermächtigen, den gewünschten Ressourcen-State ins Bewusstsein zu bringen. Solange kein vadierter State beteiligt ist, ist es dem Klienten möglich, den von ihm gewünschten Ressourcen-State ins

Bewusstsein zu bringen. Vadierte States halten oft überwältigende Emotionen, und solange diese nicht aufgelöst sind, können sie den Klienten daran hindern, den bevorzugten State hervorzuholen. Zum Beispiel könnte ein Klient mit einem vadierten State, der Angst vor Hunden hat, diesen State nicht so leicht auf die Seite stellen, um sich mit Hunden wohlzufühlen.

Drei Aktionen werden für das Ankern benutzt:

1. Die Aktion *Spezifisch beleben* wird benutzt, um eine Zeit wachzurufen, wo der Klient einen bevorzugten State ins Bewusstsein bringen möchte.
2. Als Nächstes wird die Aktion *Ressource finden* benutzt, um den bevorzugten State zu finden.

   Sobald der bevorzugte State gefunden und benannt wurde, fragt man diesen State, mit welcher Art von Tier er sich am ehesten assoziieren würde.

   Er wird gebeten, das Tier in allen Einzelheiten zu beschreiben, seine Atmung, die Umgebung, in der es sich befindet, und wiederzugeben, wie es sich anfühlt, dieses Tier zu sein. Das Tier wird zum Anker.
3. Zum Schluss benutzt man die Aktion Reaktions-Check, damit der Klient üben kann, sich immer dann, wenn er die entsprechende Ressource braucht, daran zu erinnern, wie sich das Tier in diesem Kontext anfühlt.
4. In *Ressourcen-Therapie* (Emmerson 2014) wird das Ankern am Beispiel eines Klienten illustriert, der seine sportliche Leistung verbessern möchte.

4 Behandlungsanleitungen für die verschiedenen Pathologien

4.1 Mit Angst vadiert

Ressourcen-Therapie-Aktion 2: *Spezifisch beleben*

Bei der Behandlung eines Klienten mit einem mit Angst vadierten State ist unbedingt sicherzustellen, dass der vadierte State im Bewusstsein ist. Das bedeutet, dass die RT-Aktion 2 *Spezifisch beleben* angewandt werden muss, um den spezifischen Zeitpunkt hervorzuholen, zu dem der vadierte State bewusst war.

Wenn der vadierte State ein vadiert-bewusster State ist, ist dieser Prozess nicht schwierig. Der Anlass, der den Klienten zur Therapie bringt, sind die negativen Emotionen, die erlebt werden, wenn der vadierte State bewusst ist. Deshalb muss der Therapeut lediglich mit der RT-Aktion 2 einen spezifischen Zeitpunkt beleben, zu dem der State bewusst ist.

Wenn der vadierte State allerdings vadiert-gemieden ist, ist der Prozess etwas komplexer. Möglicherweise war der vadierte State nur kurz im Bewusstsein, bevor ein retro-vermeidender State das Bewusstsein übernommen hat, um die Persönlichkeit vor den negativen Gefühlen des vadierten States zu bewahren. Das bedeutet, der Therapeut muss mit inneren Bildern (Spezifisch beleben) den spezifischen Zeitpunkt finden, wo der Klient sich entschied, retro-vermeidendes Verhalten zu benutzen. Mithilfe von Imagination kann man dem Klienten helfen, sich vorzustellen, wie er das retro-vermeidende Verhalten innerhalb der imaginierten Bilder verzögert. Bei richtiger Anwendung wird die Angst des Klienten zunehmen, und diese Zunahme der Angst ist der vadiert-gemiedene State, der ins Bewusstsein kommt. Jetzt könnte man u. U. die brücke nutzen. Transkribierte Fallbeispiele dieses Dialoges finden Sie in *Ressourcen-Therapie* (Emmerson 2014).

Ressourcen-Therapie-Aktion 3: *Die Brücke*

Wenn eine Brücke zu einem mit Angst vadierten State erfolgt, zeigt der Klient manchmal emotional reaktives Verhalten. Wenn der Therapeut nicht bereit ist, mit einem Klienten, der stark emotional reagiert, zu arbeiten, sollte er die Brücke nicht anwenden. Es kann retraumatisierend sein, wenn man den Klienten mit der Brücke zu einem auslösenden sensibilisierenden Ereignis (ASE) führt und dann keine therapeutische Intervention erfolgt. Es ist enttraumatisierend, den Klienten mit der Brücke zu einem traumatischen Ereignis zu führen und dann das Trauma mithilfe der Aktionen Ausdrücken, Entfernen und Erleichterung aufzulösen.

Manche Therapeuten fühlen sich nicht wohl mit dem Klienten, wenn er Angst zeigt. Solche Therapeuten versuchen dann manchmal, den Klienten sofort von der Angst wegzuführen, indem sie ihn entspannen und ihm positive Bilder geben, damit er sich besser fühlt. Das ist genau das Falsche, wenn man mit einem vadierten State arbeitet. Wenn der Klient von der Angst wegbewegt wird, wird der Klient von dem State wegbewegt, der die Auflösung braucht. Es ist unbedingt erforderlich, dass der State, der die Auflösung braucht, so ermächtigt und unterstützt wird, wie er es benötigt. Und das kann nur geschehen, wenn er im Bewusstsein ist.

Nach der Brücke zeigen Klienten mit States, die mit Angst vadiert sind, einen unterschiedlichen Affektgrad. Ungeachtet des Affektgrades sollte der Therapeut sofort zu den auflösenden Aktionen Ausdrücken, Entfernen und Erleichterung übergehen, sobald das auslösende sensibilisierende Ereignis geortet wurde.

Ressourcen-Therapie-Aktion 4: *Ausdrücken*

Wenn der Klient Angst vor dem Introjekt einer anderen Person oder eines Tieres oder vor etwas wie einem Feuer, einer Flut oder Sturm hat, ist das Ausdrücken gegenüber dem Gefürchteten ermächtigend. Der Therapeut sollte es dem Klienten leicht machen, sich demgegenüber, was ihm früher Angst gemacht hat, auszudrücken, damit der

Klient verstehen kann, dass es aktuell nichts im Innern gibt, was ihm schaden könnte.

Der Therapeut kann das Ausdrücken erleichtern, indem er vorschlägt, dass das gefürchtete Introjekt geschrumpft bzw. weiter wegbewegt wird oder er zuerst selbst mit dem gefürchteten Introjekt spricht. Wichtig ist, dass der vadierte State direkt mit dem gefürchteten Introjekt spricht, weil er mit diesem Schritt verstehen kann, dass er absolut sicher ist, egal, was er sagt. Es gibt nichts im Innern, das ihn verletzen könnte.

Ressourcen-Therapie-Aktion 6: *Entfernen*

Nach dem Ausdrücken bekommt der Ressourcen-State die Gelegenheit, zu entscheiden, ob er möchte, dass sein Introjekt in seinem inneren Raum bleibt oder ihn verlässt. Es spielt keine Rolle, wie diese Entscheidung ausfällt. Die Macht für diese Entscheidung zu haben, ist ermächtigend.

Ressourcen-Therapie-Aktion 7: *Erleichterung*

Ein wichtiger Schritt bei der Auflösung eines mit Angst vadierten States besteht darin, eine nährende innere Ressource zu finden, die bei dem vorher vadierten State bleiben und ihn unterstützen kann. Wie ich das in dem Abschnitt erklärt habe, der sich mit den Aktionen befasst, ist es wichtig, einen State zu finden, der das machen möchte.

Am Ende der Aktion Erleichterung ist es gut, den vorher vadierten State zu fragen, ob er einen neuen Namen haben möchte. Ein State mit dem früheren Namen »Ängstlich« wählt dann u. U. einen neuen Namen wie etwa »Sicher«. Man kann ihn bitten, einen Namen zu wählen, der besser zu dem passt, was er jetzt fühlt.

Ressourcen-Therapie-Aktion 8:
Ressource finden

Ein mit Angst vadierter State kann manchmal verhindern, dass der bevorzugte Ressourcen-State eine Aktivität übernimmt. Zum Beispiel hat ein mit Angst vadierter State einen mitteilsamen State daran gehindert, vor einer Gruppe zu sprechen. Nach der Auflösung des mit Angst vadierten States kann es hilfreich sein, die Aktion Ressource finden anzuwenden, um den für die gewünschte Aktivität am besten geeigneten State zu finden. Zum Beispiel kann man nach der Auflösung des vadierten States einen State finden, der gern kommuniziert und dem Klienten hilft, vor Gruppen zu sprechen.

Ressourcen-Therapie-Aktion 12:
Reaktions-Check

Beim Reaktions-Check kann man das ursprüngliche Bild von der RT-Aktion 2 benutzen, um sicherzustellen, dass der Klient emotional nicht mehr auf die unerwünschte Weise reagiert.

4.2 Mit Zurückweisung vadiert

Ressourcen-Therapie-Aktion 2:
Spezifisch beleben

Ein mit Zurückweisung vadierter State fühlt sich nicht liebenswert oder kompetent. Wenn ein Klient bereit ist, dieses Thema zu verändern, benutzen Sie die Aktion Spezifisch beleben, um sicherzustellen, dass der Ressourcen-State mit dem unerwünschten Gefühl im Bewusstsein ist.

Ressourcen-Therapie-Aktion 3: *Die Brücke*

Wenn man die Brücke zu einem mit Zurückweisung vadierten State macht, geht der Klient zu dem ASE, als der State unfähig war, bedingungslose Akzeptanz zu spüren.

- Manchmal fühlt sich der State von einem Elternteil vernachlässigt oder nicht beachtet.
- Manchmal geschah das ASE in einem Moment, wo ein Elternteil nach einer Trennung den Haushalt verließ.
- Manchmal ereignet sich das ASE zu einem Zeitpunkt, wo ein jüngeres Geschwister mehr Liebe zu bekommen scheint.

Alle diese States haben Introjekte eines Elternteils oder Erziehungsberechtigten, der ihnen keine bedingungslose Liebe entgegenbrachte. Das heißt nicht, dass die Erinnerung des Klienten zutrifft, sondern vielmehr, dass der vadierte State sich ein Stück weit nicht liebenswert fühlt.

Ressourcen-Therapie-Aktion 4: *Ausdrücken*

Das Ausdrücken ist ein wichtiger Schritt für einen mit Zurückweisung vadierten Ressourcen-State. Es ist wichtig für den State, dass er dem Akteur direkt sagen kann, welche Gefühle seine Handlung in ihm auslöst. Man kann den Klienten ermutigen, Dinge zu sagen wie: »Ich brauche dich. Warum gehst du?« Wenn der State andeutet, dass die Art und Weise, wie mit ihm gesprochen wurde, unangemessen war, könnte man ihn ermutigen, etwas in der Art zu sagen wie: »Sie haben kein Recht, so mit mir zu reden. Die Art, wie Sie mit mir reden, ist falsch.«

Solche Aussagen ermächtigen den mit Zurückweisung vadierten Ressourcen-State. Sie ermöglichen dem Ressourcen-State, zu verstehen, dass er die Macht hat, alles zu sagen, was er will.

Ressourcen-Therapie-Aktion 5: *Introjekt sprechen lassen*

Wenn ein Ressourcen-State mit Zurückweisung vadiert wurde, ist es wichtig für ihn, die andere Person direkt zu hören. Nach dem Ausdrücken kann der Therapeut z. B. Folgendes sagen:

- »Das war sehr gut. Jetzt möchte ich den Vater direkt hören. Ich möchte, dass Sie wie ein toller Schauspieler sind; vergessen Sie, wer Sie sind, damit ich direkt vom Vater hören kann, was er zu sagen hat. Sie können jetzt als er sprechen. Vater, Ihre Tochter hat Ihnen jetzt gerade einiges gesagt. Was löst das in Ihnen gefühlsmäßig aus, Vater?«
- Wenn der vadierte State erzählt, er sei allein, ist es wichtig, dass die zurückweisende Person (die da sein *sollte*) redet und nicht eine Person, die der vadierte State gern dort hätte. Wenn der State sagt, er sei allein, kann der Therapeut sagen: »Wer sollte denn da sein, Ihre Mutter, Ihr Vater oder jemand anderes?«

Weil der Ressourcen-State sich vom Introjekt zurückgewiesen fühlt, wird das Introjekt immer mit wenig bedingungsloser Liebe antworten. Das spiegelt den verinnerlichten Eindruck wider, den der Ressourcen-State vom Introjekt hat.

Das Introjekt kann Dinge sagen wie: »Natürlich liebe ich sie. Ihretwegen arbeite ich den ganzen Tag.« Aber wenn man es bittet, diese Liebe dem vadierten State gegenüber auszudrücken, wird das Introjekt Dinge sagen wie: »Naja, sie weiß, dass ich sie liebe.« Introjekte sagen manchmal Dinge wie: »Sie ist sehr fordernd. Ich habe zu viel zu tun. Ich hätte keine Kinder haben sollen.«

Man versucht nicht, das Introjekt zu verändern. Das würde dem Klienten nicht authentisch vorkommen. Es ist in Ordnung, wenn der Klient versteht, dass ihn ein Elternteil nicht bedingungslos geliebt hat. Dieses Verständnis muss nicht verändert werden. Was verändert werden muss, ist die Erfahrung des Kindes, sich nicht geliebt zu fühlen. Deshalb ist es nach der Aktion Introjekt sprechen lassen sehr wichtig, zum vadierten State zurückzugehen, direkt mit ihm zu reden und etwas zu sagen wie:

- »Ich kann wirklich verstehen, warum Sie sich jetzt so fühlen, wie Sie sich gerade fühlen. Ihr Vater kann nicht sehr gut bedingungslose Liebe zeigen. Jedes Kind verdient bedingungslose Liebe, ganz gleich, wie die Situation ist. Selbst wenn es Fehler macht, verdient ein Kind bedingungslose Liebe. Ich möchte sichergehen, dass Sie die Liebe bekommen, die jedes Kind verdient.«

Solche Aussagen verändern die Erfahrung von »Ich bin nicht liebenswert« zu »Ich habe nicht die Liebe bekommen, die jedes Kind verdient«. Es wird nicht versucht, das Introjekt zum Bösewicht zu machen. Man kann Dinge sagen wie: »Es tut mir leid, dass Ihr Vater zu dem Zeitpunkt in seinem Leben nicht in der Lage war, bedingungslos Liebe zu zeigen. Hoffentlich kann er das mit der Zeit besser.«

Ressourcen-Therapie-Aktion 6: *Entfernen*

Die Aktion Entfernen ist die gleiche wie die bei der Arbeit mit einem Ressourcen-State, der mit Angst vadiert ist. Man fragt den State einfach, ob er die andere Person lieber in seinem inneren Raum behalten möchte oder nicht. Es spielt keine Rolle, wie die Frage beantwortet wird. Es ist die Macht, die er empfindet, weil er diese Frage beantworten kann, die wichtig ist. Ein Beispiel:

- »Ich möchte sicherstellen, dass Sie die Liebe bekommen, die Sie verdienen. Wollen Sie solange Ihren Vater in dem Raum drinnen haben, in dem Sie jetzt sind, oder möchten Sie den Raum ganz für sich? Sie können es ganz so haben, wie Sie wollen, und es hat keinen Einfluss auf das, was Ihre erwachsenen Teile tun.«

Wenn der State sagt: »Ich will ihn nicht hier haben« oder »Er soll gehen«, sage ich einfach: »Ausgezeichnet. Sagen Sie ihm einfach, dass er jetzt gehen soll.« Die Tatsache, dass der früher vadierte State absolut alles sagen konnte und es ihm immer noch gut geht, gibt ihm die Macht, sich seinen inneren Raum so zu gestalten, wie er ihn am liebsten haben möchte.

Wenn der State sagt: »Nein, er kann bleiben«, sage ich einfach: »Das ist schön. Sagen Sie ihm doch einfach, dass er bleiben darf.«

Ressourcen-Therapie-Aktion 7: *Erleichterung*

Hier wird ein helfender Ressourcen-State ins Spiel gebracht, um den vorher vadierten State zu unterstützen. Für die Anleitung siehe RT-Aktion 7, Seite 47. Zum Schluss dieser Aktion sollte der Klient sich sicher, unterstützt und geliebt fühlen. Falls dem Ressourcen-State ein negativ klingender Name gegeben worden war, ist es an diesem Punkt gut, ihn zu fragen, welcher Name besser zu dem passen würde, wie er sich jetzt fühlt. Manchmal erzählt ein Klient, dass sich in dem Moment, in dem die Namensänderung passend zu den neuen Gefühlen vom State vorgenommen wurde, die Änderung des Namens irgendwie dauerhaft anfühlte.

Ressourcen-Therapie-Aktion 8: *Ressource finden*

Nach der Auflösung des vadierten States befindet sich der State in einem normalen Zustand. Mit Zurückweisung vadierte States sind fast immer Kindheits-States, weshalb es unwahrscheinlich ist, dass dies der beste bzw. der vom Klienten bevorzugte State für den Umgang mit einer Situation ist, wie bei RT-Aktion 2 beschrieben.

RT-Aktion 8, *Ressource finden* (siehe S. 49) kann angewendet werden, um sicherzustellen, dass der Klient in Zukunft die Ressource im Bewusstsein hat, die er für diese Momente bevorzugt.

Ressourcen-Therapie-Aktion 12: *Reaktions-Check*

Nachdem man die für die Situation in Zukunft bevorzugte Ressource gefunden hat, besteht die letzte Aktion darin, einen Reaktions-Check zu machen. So kann der Klient die Situation, wegen der er ursprünglich gekommen ist, innerlich noch einmal durchleben, dieses Mal jedoch mit der neuen und bevorzugten Ressource im Bewusstsein (siehe RT-Aktion 12, S. 56).

4.3 Mit Enttäuschung vadiert

Ein mit Enttäuschung vadierter State blockiert andere States. Er wirkt wie ein Sattelschlepper, der quer auf der Fahrbahn steht. Er lässt nicht zu, dass ein anderer State irgendetwas genießt. Ein State kann wegen einer bestimmten Sache oder ganz allgemein vom Leben mit Enttäuschung vadiert sein. So entdeckt etwa eine Person in einer Partnerschaft, dass ihr Partner eine Affäre hatte. Ein State kann dann so enttäuscht sein, dass er alle anderen States daran hindert, die Beziehung zu genießen. In diesem Beispiel können nur States, die an der Partnerschaft beteiligt sind, blockiert werden, während die Person bei der Arbeit und mit Freunden fast normal funktioniert.

Eine psychische Depression tritt auf, wenn ein Ressourcen-State so enttäuscht wird, dass er alle States daran hindert, Freude am Leben zu haben. Um einem Klienten zu helfen, das blockierende Verhalten des mit Enttäuschung vadierten States zu ändern, ist es wichtig, dass Sie sich ihm gegenüber so ausdrücken, dass er sich verstanden fühlt. Wenn er sich nicht von Ihnen verstanden fühlt, wird er möglicherweise nicht mit Ihnen kooperieren.

Ein weiterer Aspekt der Arbeit mit einem depressiven Klienten ist die Geschwindigkeit, mit der die Arbeit voranschreiten kann. Die psychische Depression wird zwar psychosomatisch verursacht, hat jedoch auch eine physiologische Komponente. Der Körper wird auf der physiologischen Ebene langsamer, und es scheint, dass mindestens einige Tage nötig sind, damit der Körper wieder Energie gewinnt. Wenn die Energie wiederhergestellt ist, kann die Arbeit leichter Fortschritte machen.

Was einem Klienten mit psychischer Depression hilft, ist, zwei Ressourcen-States zu finden, die in der Vergangenheit Aktivitäten genossen haben und bereit sind, sie wieder zu genießen, und dann vom depressiven Ressourcen-State die Erlaubnis einzuholen, dass sie mit dem Genuss beginnen dürfen.

Der depressive Ressourcen-State wird das zulassen und kooperieren, wenn er sich vom Therapeuten verstanden und wertgeschätzt fühlt.

Ressourcen-Therapie-Aktion 8:
Ressource finden

Um einem depressiven Klienten zu helfen, wieder Energie zu gewinnen, sollte man als Erstes eine Ressource finden, die in der Vergangenheit eine Aktivität genossen hat. Das ist nicht so einfach, wie es klingt. Depressive Klienten sagen oft, dass sie noch nie etwas genossen haben. Aber wenn man den Klienten bittet, sein Gedächtnis zu durchforsten und sich intellektuell an etwas zu erinnern, das er genossen hat, so kann er das. Der einzige Unterschied zwischen depressiven und nicht depressiven Klienten bei der Anwendung der Aktion Ressource finden ist die Schwierigkeit des Klienten, sich an etwas zu erinnern, das er früher gern gemacht hat.

Wenn der Klient sich an einen spezifischen Zeitpunkt, den er früher genossen hat, erinnern kann, können Sie diesen Augenblick beleben, bis sich die Energie des Klienten verändert. Sobald sich beim Klienten aufgrund des Genießens der Aktivität positive Energie zeigt, kann man für diesen Ressourcen-State einen Namen finden. Dann kann man ihn fragen, ob er bereit wäre, diese Aktivität wieder zu genießen, wenn er dafür die Erlaubnis von dem State bekäme, der enttäuscht ist.

Ressourcen-Therapie-Aktion 8:
Ressource finden

Die oben beschriebene Aktion muss noch mit einem zweiten Ressourcen-State vollzogen werden. Auch hier gilt, dass der Ressourcen-State in der Vergangenheit etwas genossen haben sollte und bereit ist, es wieder zu tun, wenn er die Erlaubnis dafür bekommt.

Am Ende der zweiten Aktion Ressource finden haben Sie zwei Ressourcen-States, die einverstanden sind, sich wieder einer Aktivität zu widmen, die sie früher gern gemacht haben (falls sie die Erlaubnis dazu erhalten).

Ressourcen-Therapie-Aktion 10: *Verhandeln mit Retro-State*

Als Nächstes widmet man sich dem depressiven Ressourcen-State. Es ist einfach, den State zu finden, weil er die Persönlichkeit beherrscht. Sie müssen nur den Klienten bitten, seine aktuelle emotionale Erfahrung zu beschreiben. Das wird der depressive Ressourcen-State übernehmen.

Es ist gut, dem State dafür zu danken, dass er mit Ihnen spricht, Verständnis für das Ausmaß seiner Verzweiflung zu zeigen und ihn wissen zu lassen, dass er ein Recht hat, sich aufgewühlt zu fühlen. Dann fragen Sie ihn, ob er trotzdem einverstanden wäre, dass die beiden States, mit denen Sie gerade gesprochen haben, wieder das tun, was sie gern machen. Sie können dem State sagen, dass Sie gern mit ihm arbeiten möchten, und zwar nicht, damit die Dinge wieder so seien wie früher, sondern damit er in Zukunft einen wichtigen Beitrag leisten könne.

Das ist praktisch alles, was man in einer ersten Sitzung tun kann, wenn man mit jemandem arbeitet, der einen an Enttäuschung leidenden Ressourcen-State hat. Eine depressive Person leidet offensichtlich an einem Mangel an Energie. Da kann man in einer einzigen Sitzung nichts tun, was das grundlegend verändert. Es braucht Zeit, damit der Energiepegel zunimmt.

Wenn der Klient in der nächsten Woche wiederkommt, sieht man normalerweise eine deutliche Verbesserung der Energie, auch wenn sie oft immer noch tief ist. Der höhere Energielevel erhöht die Chancen, dass die Arbeit mit einem Ressourcen-State, der mit Enttäuschung vadiert ist, positiv verläuft.

Je nach Ursache der Enttäuschung kann die Aktion Verhandeln mit Retro-State so angewendet werden, dass entweder die Verantwortlichkeit des vadierten States reduziert oder eine neue Verantwortung für ihn gefunden wird. Der Therapeut sollte dabei anerkennen, dass die Dinge nicht mehr wie früher sein würden, und gleichzeitig darauf hinweisen, dass der vorher mit Enttäuschung vadierte State wichtig sei und weiterhin einen Beitrag leisten könne.

Wenn der mit Enttäuschung vadierte State einen Weg findet, seinen Zweck mit alternativen Aktivitäten zu erfüllen, wird es beim Klienten zu einer deutlichen Verbesserung kommen. Der Zweck des

States sollte im Mittelpunkt stehen. »Was ist Ihre Rolle? Welchen Zweck hat das erfüllt, was Sie in der Vergangenheit getan haben? Wie haben Sie der Person damit geholfen?«

Wenn man herausfindet, welchen Zweck der State erfüllt, kann man einen neuen Weg finden, wie er diesen verwirklichen kann. Wie gesagt, ist es äußerst wichtig, nicht anzudeuten, alles würde wieder so gut, wie es einmal war. Vielmehr sollte man betonen, dass der State einen bedeutsamen Beitrag leisten kann.

Oft handelt es sich bei Klienten mit einer diagnostizierten Depression um eine Fehldiagnose. Nicht selten kommt ein Klient, bei dem eine Depression diagnostiziert wurde, zur Therapie, er leidet jedoch eigentlich an einem mit Angst, Zurückweisung oder Verwirrung vadierten State. Wenn klar wird, dass ein Ressourcen-State mit Angst, Zurückweisung oder Verwirrung vadiert wurde, folgen Sie den diesen Pathologien jeweils entsprechenden Behandlungsanleitungen.

4.4 Mit Verwirrung vadiert

Mit Verwirrung vadierte Ressourcen-States kreisen gedanklich um eine Sache und können sie nicht loslassen. Oft erzählt der Klient, dass er nicht schlafen kann und mehrmals am Tag an diese problematische Angelegenheit denkt.

> Ressourcen-Therapie-Aktion 2:
> *Spezifisch beleben*

Der erste Schritt bei der Arbeit zur Auflösung eines mit Verwirrung vadierten States ist sicherzustellen, dass der State im Bewusstsein ist. Dazu sollte man mit dem Klienten spezifisch über die Sache reden, die Verwirrung stiftet. Das bringt den verwirrten State ins Bewusstsein, was daran erkennbar ist, dass der Klient ein leichtes Gefühl von Angst zeigt.

Reden Sie mit dem State und entdecken Sie Einzelheiten über die Verwirrung. Als Nächstes führt der State ein Gespräch mit dem Introjekt, welches die Ursache der Verwirrung ist. Dieses Introjekt kann eine lebende oder verstorbene Person, ein Haustier oder sogar etwas Unbelebtes sein.

> Ressourcen-Therapie-Aktion 9:
> *Introjekt-Stuhlwechsel*

Wenden Sie RT-Aktion 9 an und stellen Sie sicher, dass der verwirrte State sich vollständig gegenüber dem Introjekt auf dem anderen Stuhl ausdrückt. Machen Sie genaue Notizen, damit Sie, wenn der Klient auf den anderen Stuhl wechselt, das Introjekt auf eine Weise sprechen lassen können, die sicherstellt, dass es dem Klienten gegenüber alle Punkte Ihrer Notizen anspricht.

Wenn der State auf den Stuhl des verwirrten States zurückkehrt, wird er sich an die Gefühle auf dem Stuhl des Introjekts erinnern. Es scheint dem verwirrten State zu helfen, die Verwirrung aufzulösen, wenn er die Gefühle auf dem Stuhl des Introjekts erlebt hat.

> Ressourcen-Therapie-Aktion 12:
> *Reaktions-Check*

Benutzen Sie die Aktion Reaktions-Check, um eine Zeit wachzurufen, als der Klient verwirrt war, zum Beispiel beim Versuch einzuschlafen, um sicher zu sein, dass der Zyklus der Verwirrung durchbrochen wurde.

4.5 Retro-original

> Ressourcen-Therapie-Aktion 2:
> *Spezifisch beleben*

Es ist recht unkompliziert, den Ressourcen-State mit der Aktion Spezifisch beleben zu orten. Der Klient sucht Sie auf, weil er mit einem Aspekt seines Verhaltens, wie etwa rasender Wut, nicht zufrieden ist. Die Aktion spezifisch beleben kann angewandt werden, um den Klienten genau an den Zeitpunkt zu bringen, wo der Retro-State im Bewusstsein war, damit man direkt mit ihm reden kann.

Es ist durchaus sicher, einen Retro-State ins Bewusstsein zu bringen, da man in der Ressourcen-Therapie Wertschätzung für jeden State zeigt und ihm immer die Möglichkeit gibt, sich zu verändern, sodass andere States ihn noch mehr schätzen können. Oder anders gesagt, wir geraten nie in Konflikt mit einem Ressourcen-State. Es ist sehr wichtig, durchweg alle Ressourcen-States zu loben. Das bewirkt, dass sie kooperieren wollen, sich in Bezug auf sich selbst gut fühlen, und es hilft ihnen, für eine Veränderung bereit zu sein. Das bedeutet nicht, dass wir negatives Verhalten loben. Es bedeutet jedoch, dass wir Stärke und den Wunsch zu helfen loben können.

Ressourcen-Therapie-Aktion 8
Ressource finden

Wenn man mit dem Retro-State spricht, stellt man oft fest, dass er nicht der für diese Situation am besten geeignete State ist. Wenn das vor der RT-Aktion 10 *Verhandeln mit Retro-State* klar wird, ist es gut, die für diese Situation geeignetste Ressource zu finden. So kann diese bevorzugte Ressource während des Verhandelns mit dem Retro-State als Teil der Verhandlung zur Verfügung stehen.

Um die beste Ressource zu finden, lassen Sie den Klienten einfach die Situation imaginieren wie bei der Aktion Spezifisch beleben, und dann fragen Sie den Klienten, wie genau diese Situation im Innern und Außen am besten zu bewältigen sei. Benutzen Sie die Aktion Ressource finden, um sicher zu sein, dass ein geeigneter State gewählt wird.

Ressourcen-Therapie-Aktion 10:
Verhandeln mit Retro-State

Die Aktion Verhandeln mit Retro-State wird genauso angewendet, wie im Abschnitt Aktionen in diesem Buch beschrieben, um sicherzustellen, dass

- der Retro-originale State eine Rolle hat, die für ihn passt, die andere States begrüßen und die gut für den Klienten ist, und
- die bevorzugte Ressource, die für die Bewältigung der problematischen Situation gefunden wurde, auch gerne hilft.

Ressourcen-Therapie-Aktion 12:
Reaktions-Check

Die Aktion Reaktions-Check wird benutzt, um die ursprünglichen Bilder aus der RT-Aktion 2 noch einmal hervorzuholen, damit gewährleistet ist, dass alle States positiv zusammenarbeiten.

4.6 Retro-vermeidend

Ressourcen-Therapie-Aktion 2:
Spezifisch beleben

Die Aktion spezifisch beleben sollte sorgfältig durchgeführt werden, wenn man mit einem Retro-vermeidenden State arbeitet, weil retro-vermeidende States überzeugt sind, dass sie eine wichtige Rolle spielen. Sie bewahren die Persönlichkeit vor unerwünschten Emotionen des vadierten States. Es nützt nichts, die Arbeit damit zu beginnen, einen retro-vermeidenden State überzeugen zu wollen, dass er sich verändert. Zwar kann er sich mit einer Veränderung durchaus einverstanden erklären, doch in dem Augenblick, wo er gebraucht wird, weil die Emotionen des vadierten States wieder hochkommen, wird der retro-vermeidende State meist einspringen, um dem Klienten zu helfen, die negativen Gefühle zu meiden.

Bei der Arbeit mit einem Retro-vermeidenden State wird die Aktion spezifisch beleben zuerst benutzt, um den vadierten State, der gemieden wird, und nicht den retro-vermeidenden State herauszuholen. Deshalb ist es wichtig, den Klienten zu bitten, ganz genau den Augenblick vor dem retro-vermeidenden Verhalten zu beschreiben. Mit anderen Worten: man bittet den Klienten nicht, das retro-vermeidende Verhalten zu beschreiben, sondern vielmehr den Punkt unmittelbar vor dem Einsetzen des retro-vermeidenden Verhaltens. Wenn das retro-vermeidende Verhalten darin besteht, Schlösser und Wasserhähne zu kontrollieren, könnte man den Klienten bitten, zu beschreiben, wie er sich fühlt, wenn er im Bett liegt, bevor er aufsteht, um die Schlösser und Hähne zu kontrollieren. Man kann den Klienten bitten, sich vorzustellen, ein bisschen länger im Bett zu bleiben, also das retro-vermeidende Verhalten etwas hinauszuzögern, und das bringt dann den damit verbundenen vadierten State an die Oberfläche. Wenn sich die Ängstlichkeit eines vadiert-gemiedenen States klar zeigt, ist es Zeit für die Brücke.

Das Finden des vadierten States ist der wichtigste Faktor, um das retro-vermeidende Verhalten zu stoppen. Es ist schwer, das Verhalten zu beenden, wenn man nicht den damit verbunden vadierten State für die Brücke an die Oberfläche bringen kann. Wenn es möglich ist, den damit verbundenen vadierten State an die Oberfläche zu bringen und aufzulösen, ist das retro-vermeidende Verhalten nicht mehr nötig.

Die RT-Aktionen 3 bis 7 sollten genau gleich angewendet werden, wie wenn es darum geht, einem mit Angst oder Zurückweisung vadierten Ressourcen-State zu helfen. Für die Auflösung dieser Art von States beziehen Sie sich bitte auf das weiter oben Beschriebene. Mehr dazu siehe Kapitel 4 über die Auflösung von States, die mit Angst oder Zurückweisung vadiert sind.

Ressourcen-Therapie-Aktion 3:
Die Brücke

Ressourcen-Therapie-Aktion 4:
Ausdrücken

Ressourcen-Therapie-Aktion 5:
Introjekt sprechen lassen

Ressourcen-Therapie-Aktion 6:
Entfernen

Ressourcen-Therapie-Aktion 7:
Erleichterung

Im Anschluss an die Auflösung des vadierten States muss ein weiterer Schritt erfolgen. Ohne diesen weiteren Schritt mag das Verhalten des retro-vermeidenden States zwar aufhören, manchmal sogar dauerhaft, könnte jedoch wieder zurückkehren. Der retro-vermeidende State hat das unerwünschte Verhalten benutzt, um dem Klienten zu helfen, die Gefühle des vadierten States zu vermeiden. Sofern dieser retro-vermeidende State sich kein neues Verhalten aneignet, womit er in Zukunft helfen kann, könnte es passieren, dass der Klient irgendwann wieder emotional verzweifelt ist und der retro-vermeidende State beim Versuch, die Not zu lindern, erneut zum meidenden Verhalten greift.

> Ressourcen-Therapie-Aktion 10:
> *Verhandeln mit Retro-State*

Beim Verhandeln mit dem Retro-State sollten Sie sicherstellen, dass Sie den Zweck des Retro-States entdecken. Wahrscheinlich geht es darum, die Not des Klienten lindern zu helfen. Verhandeln Sie mit dem Retro-State, um in Zukunft, wenn es nötig ist, dafür einen anderen Weg zu finden. Wenn Sie damit fortfahren, den Retro-State zu loben und seine frühere Arbeit wertzuschätzen, wird er bereit sein, eine neue Rolle zu übernehmen.

Manchmal lässt er sich erst auf eine neue Rolle ein, wenn ein anderer State gefragt wird, ob er den Retro-State in einer neuen Rolle mögen würde. States habe es gern, wenn man sie mag, und wenn der Retro-State direkt von einem anderen State vernimmt, dass dieser ihn mögen wird, sollte er nötigenfalls eine neue Aktivität übernehmen, wird er eher bereit sein, sich zu ändern.

> Ressourcen-Therapie-Aktion 12:
> *Reaktions-Check*

Wenden Sie den Reaktions-Check wie gewohnt an, um die Wirksamkeit der Auflösung zu bestätigen.

4.7 Widerstreitende States

Die Arbeit mit widerstreitenden States ist unkompliziert. Bei widerstreitenden States handelt es sich entweder um zwei States, die beide zur gleichen Zeit im Bewusstsein sein möchten, oder um zwei States, die sich in Bezug auf eine wichtige Lebensentscheidung nicht einig sind. Die beiden States müssen lernen, sich gegenseitig zu respektieren und zu ehren und miteinander innerlich zu kommunizieren, damit ein Kompromiss erreicht werden kann, den sie dann laufend anpassen können.

Widerstreitende States haben in der Vergangenheit den Wert des anderen nicht anerkannt. Wichtig ist, dass der Therapeut beide im Streit liegenden States unterstützt, damit sie den Wert des anderen sehen, einen Kompromiss machen und mit einem nützlichen inneren Dialog fortfahren können.

Die drei unten aufgeführten Aktionen sollten genauso ausgeführt werden, wie sie in dem Abschnitt über Aktionen in diesem Buch beschrieben sind.

Ressourcen-Therapie-Aktion 2:
Spezifisch beleben
Ressourcen-Therapie-Aktion 11:
Verhandeln mit widerstreitenden States
Ressourcen-Therapie-Aktion 12:
Reaktions-Check

4.8 Dissonante States

Dissonante States sind ansonsten normale States, die zum falschen Zeitpunkt im Bewusstsein sind. Sie wollen nicht zur falschen Zeit bewusst sein. Es gibt durchaus Aufgaben, die sie ganz wunderbar erfüllen können, doch wenn sie zum falschen Zeitpunkt bewusst sind, fühlt sich der Klient inkompetent, nicht wohl in seiner Haut und nicht in der Lage, die Situation auf die gewünschte Weise zu meistern.

Ressourcen-Therapie-Aktion 2:
Spezifisch beleben

Es ist nicht schwierig, mithilfe der Aktion spezifisch beleben den dissonanten State zu finden. Wenn er das Problem ist, mit dem der Klient zur Therapie gekommen ist, kann dieser Ihnen gut einen spezifischen Zeitpunkt nennen, wo der dissonante State im Bewusstsein war.

Nachdem man den dissonanten State ins Bewusstsein gebracht und einen Namen für ihn erhalten hat, kann man ihn fragen, ob er etwas dagegen hätte, wenn der Therapeut einen anderen State fände, der die Art Situation bewältigen könne, die ihm Mühe bereite. Der dissonante State freut sich, wenn ein anderer State die Aufgaben übernimmt, die er nicht mag (siehe *Ressourcen-Therapie* [Emmerson 2014] für mehrere Illustrationen dazu und Beispiele therapeutischer Interventionen).

Ressourcen-Therapie-Aktion 8:
Ressource finden

Die RT-Aktion 8 genau so, wie sie im Abschnitt über Aktionen beschrieben wurde, anwenden. Zusätzlich könnte der Therapeut die RT-Aktion 15 *Ankern* einsetzen, um dem Klienten zu helfen, den bevorzugten State herauszuholen. Sollte der Klient jedoch keine Mühe haben, den bevorzugten Ressourcen-State ins Bewusstsein zu bringen, ist die Aktion Ankern nicht nötig.

Ressourcen-Therapie-Aktion 12:
Reaktions-Check

Benutzen Sie den Reaktions-Check wie gewohnt, um zu bestätigen, dass die Auflösung des dissonanten States erfolgreich war.

5 Der Behandlungsprozess für bestimmte Symptome

5.1 Süchte: Spielsucht, Drogen, Arbeitssucht, Zwangsstörungen und andere

Alles geschieht aus einem Grund. Wenn eine Person etwas gewohnheitsmäßig tut, das sie eigentlich nicht tun möchte, gibt es einen Grund für ihr Verhalten. Obwohl sie sich nicht so verhalten möchte, bezieht sie etwas Positives daraus. Das Verhalten, zu dem Klienten immer wieder zurückkehren, ist hilfreich, weil es ihnen erlaubt, den negativen Gefühlen der vadierten States zu entkommen.

Suchtverhalten würde keinen Sinn ergeben, wenn man davon ausginge, dass die Persönlichkeit nicht aus Teilen besteht. Eine Person würde nicht etwas tun, das sie nicht tun will. In Wirklichkeit setzt sich die Persönlichkeit aus Teilen zusammen. Der Teil, der das Suchtverhalten ausführt, ist nicht der gleiche Teil, der sich über das Verhalten beschwert.

Bei jeder Art von psychischem Suchtverhalten sind Retro-vermeidende States beteiligt. Tabelle 7 illustriert die Dynamik zwischen den vadierten States und den retro-vermeidenden States. Zwar sind nicht alle vadierten States gemieden (Vadiert-bewusste States), doch

Manchmal, wenn das passiert	Ein mit Angst oder Zurückweisung vadierter State (vadiert-gemieden)	Ein Retro-vermeidender State
Der Klient legt sich schlafen	Beginnt Angst zu spüren	Kontrolliert Schlösser und Hähne (Zwangsstörung)
Der Klient hat einen freien Tag	Gefühle des vadierten States kommen hoch	Arbeitssucht
Der Klient versucht, Kontakt zu knüpfen	Angst vor Unzulänglichkeit	Drogenkonsum
Der Klient betritt ein leeres Haus	Fühlt sich einsam oder ängstlich	Essen

Tab. 7: Die Dynamik von retro-vermeidendem und vadiertem State

werden manche mit Angst oder Zurückweisung vadierten Ressourcen-States vom Bewusstsein durch Retro-vermeidende States gesteuert.

Die Dynamik zwischen Retro-State und vadiertem State ist nicht schwer zu durchbrechen, doch sollte man das in einer genauen chronologischen Reihenfolge tun. Der Retro-State ist der Retter der Persönlichkeit. Er rettet die Persönlichkeit vor den negativen Gefühlen des vadierten States, deshalb hat der Retro-State das Gefühl, er hätte eine wichtige Aufgabe zu erfüllen, solange der vadierte State negative Gefühle hat.

Es bringt nicht viel, direkt mit dem retro-vermeidenden State zu arbeiten, bevor nicht die negativen Emotionen des vadierten States aufgelöst wurden. Zum Beispiel ist es möglich, die Aktion spezifisch beleben anzuwenden, um direkt mit dem Ressourcen-State zu reden, der gewohnheitsmäßig spielt. Der State wird sich bewusst sein, dass andere States seine Aktivitäten nicht mögen, und er kann sogar versprechen, mit dem Spielen aufzuhören. Später, wenn die negativen Gefühle des vadierten States hochkommen, ist es dieser Retro-State, der antwortet. Er versteht unbewusst, dass sein Vermeidungsverhalten wichtiger ist, als von anderen States gemocht zu werden und irgendeine Vereinbarung mit dem Therapeuten einzuhalten.

Hier die korrekte chronologische Reihenfolge, um dem Klienten mit Suchtverhalten zu helfen:

Benutzen Sie die Aktion spezifisch beleben, um direkt mit dem retro-vermeidenden Ressourcen-State zu reden, und zeigen Sie Wertschätzung gegenüber dem State für seine harte Arbeit beim Beschützen der Persönlichkeit. Der State wird sofort überrascht und dankbar sein, dass der Therapeut ihm Respekt zeigt. Er ist gewohnt, hart zu arbeiten und abgelehnt zu werden. Wenn der Therapeut seine Arbeit damit beginnt, den State zu würdigen, bereitet er ihn darauf vor, später kooperativ zu sein.

Nun wendet man die Aktion spezifisch beleben ein zweites Mal an und bittet den Klienten, im Detail einen spezifischen Zeitpunkt unmittelbar vor dem Einsetzen des Suchtverhaltens zu beschreiben. Dann bittet man den Klienten, innerhalb der imaginierten Bilder das Suchtverhalten vorübergehend aufzuschieben. Das Aufschieben des Suchtverhaltens löst beim vadierten State Angst aus. Das Suchtverhalten soll verhindern, dass der vadierte State ins Bewusstsein kommt, und deshalb kommt der vadierte State ins Bewusstsein, wenn das Verhalten aufgeschoben wird.

Sobald klar ist, dass der vadierte State das Bewusstsein übernommen hat (indem man den Affekt des Klienten beobachtet), schlägt man die Brücke und benutzt die Aktionen 4 bis 7, um das Problem des vadierten States zu lösen.

Wenden Sie RT-Aktion 10 *Verhandeln mit Retro-State* an, um sicherzustellen, dass emotionell schwierige Zeiten in Zukunft nicht dazu führen, dass der Retro-State zu seinem Retro-Verhalten zurückkehrt. Mit RT-Aktion 10 kann man sichergehen, dass der State anbietet, sich in Zukunft, falls nötig, positiv zu verhalten.

Zum Schluss benutzen Sie RT-Aktion 12 *Reaktions-Check* um den Erfolg der Intervention zu überprüfen und dem Klienten zu ermöglichen, innerhalb der imaginierten Bilder einen positiven Ressourcen-State zu erleben und anwenden zu üben.

5.2 Depression

Es gibt zwei Arten von Depression: die organisch bedingte Depression und die psychisch bedingte Depression. Die organisch bedingte Depression kann durch ein chemisches Ungleichgewicht, Drogenmissbrauch oder physiologische Ursachen entstehen. Eine psychisch bedingte Depression wird verursacht durch ein tiefes Maß an Enttäuschung von der Realität, so wie sie wahrgenommen wird. Beide Arten von Depression führen zu physiologischen Veränderungen im Körper. Bei der in diesem Buch behandelten Depression handelt es sich um die psychisch bedingte Depression, und wenn der Begriff Depression benutzt wird, bezieht sich dieser auf die psychisch bedingte Depression.

Eine Depression wird oft falsch diagnostiziert, sodass viele Klienten uns mit der Überzeugung aufsuchen, sie seien depressiv, während sie eigentlich einen mit Angst, Zurückweisung oder Verwirrung vadierten State haben. Die mit Enttäuschung vadierten States haben mit der Depression zu tun. Ein an einer Depression leidender Klient hat wenig Energie und einen State mit einer so abgrundtiefen Enttäuschung, dass er andere States daran hindert, das Leben zu genießen. Oft weiß der Klient genau, warum er depressiv ist, aber manchmal kennt er den Grund nicht, warum der State andere States blockiert.

Die RT-Intervention für Depression ist ein bisschen ähnlich wie die Intervention der kognitiven Verhaltenstherapie. Ein kognitiver Verhaltenstherapeut ermutigt normalerweise den Klienten, sich mehr am Leben zu beteiligen, spazieren zu gehen und sich auf mehr Aktivitäten einzulassen. Nicht selten gelingt das dem depressiven Klienten nicht. Der Grund dafür ist, dass der mit Enttäuschung vadierte State wegen seiner eigenen Enttäuschung meistens die anderen States weiterhin daran hindert, das Leben zu genießen.

Die RT-Intervention für Depressionen beginnt ebenfalls damit, den Klienten zu unterstützen, sich wieder am Leben zu beteiligen. Ein Unterschied in der Technik ist, dass der RT-Therapeut direkt mit den Ressourcen-States redet, die sich früher gern an Aktivitäten beteiligt haben, um sicherzustellen, dass sie bereit sind, diese Aktivitäten wieder auszuüben, und dass er auch mit dem Ressourcen-State spricht, der mit Enttäuschung vadiert ist, um die Erlaubnis für die anderen Ressourcen-States einzuholen, wieder aktiv zu werden. Deshalb können die Klienten sich leichter und schneller wieder einlassen. Das ist sehr wichtig.

Der depressive Klient braucht Zeit, seine Energie wiederaufzubauen, bevor die Therapie abgeschlossen werden kann. Deshalb kann die Therapie umso schneller fortgesetzt werden, je rascher die Ressourcen-States positive Aktivitäten aufnehmen können.

Keine Therapie schafft es, dass ein klinisch depressiver Klient nach der ersten Sitzung in normalem Zustand die Praxis verlässt. Der Körper braucht physiologisch gesehen einige Wochen, um auf einen normalen Energielevel zu gelangen.

Man sollte für die Behandlung von States, die mit Enttäuschung vadiert sind, die entsprechenden Schritte und RT-Aktionen befolgen, um den Klienten in seinem Prozess zu unterstützen, einen normalen Energielevel zu erreichen. Besonders zu erwähnen ist, dass Pateinten, die bereits Antidepressiva nehmen, zwangsläufig langsamer auf viele RT-Aktionen reagieren werden, weil die Antidepressiva den Zugang zu Ressourcen-States möglicherweise erschweren. Diese Klienten können dennoch sehr von RT-Aktionen profitieren, obwohl die Geschwindigkeit ihrer Besserung beeinträchtigt sein mag.

Antidepressiva können einige Ressourcen-States komplett blockieren. So kann es gelegentlich vorkommen, dass bei einem Klienten mit Zwangsstörungen die Symptome der Zwangsstörung durch ein Antidepressivum unterbunden werden. In diesem Fall blockiert das Antidepressivum dem für das meidende Zwangsverhalten verantwortlichen vadierten State den Zugang zum Bewusstsein. Der retro-vermeidende State muss kein meidendes Zwangsverhalten mehr ausführen, wenn der vadierte State chemisch blockiert wird. Natürlich ist es besser, die Probleme des vadierten States möglichst ohne den Einsatz einer chemischen Intervention zu lösen.

Manchmal sage ich dem Klienten, sollte es zu einer emotionalen Verschlechterung kommen, dass ich ihn gern sehen würde, wenn er und seine Ärzte beschließen, die Antidepressiva zu reduzieren oder abzusetzen. Wenn States, die chemisch blockiert waren, an die Oberfläche kommen, können RT-Aktionen angewendet werden, um ihre Probleme zu lösen.

Antidepressiva blockieren nicht alle States. Die RT-Aktionen können bei allen Klienten, die Antidepressiva nehmen, durchgeführt werden. Bei manchen von ihnen verläuft die therapeutische Intervention langsamer, während bei anderen die Einnahme von Antidepressiva sich nicht auf die therapeutische Intervention auszuwirken scheint.

5.3 Soziale Angststörung

Eine soziale Angststörung kann lähmend sein. Sie kann Menschen daran hindern, sich auf eine Erwerbstätigkeit oder Beziehung einzulassen, und sie sogar davon abhalten, aus dem Haus zu gehen. Klienten, die unter Angst leiden, haben keine Kontrolle über ihr Leben. Oft kämpfen sie gegen die Angst an, verlieren jedoch den Kampf.

Klienten, die Angst haben, sich auf andere Menschen einzulassen, sei das in ihrem Arbeits- oder im privaten Umfeld, haben meistens einen mit Zurückweisung vadierten State. Gelegentlich ist ein mit Angst vadierter State die Ursache. Wenn ein Klient sich sorgt, wie er von anderen wahrgenommen wird, hat er Angst vor Zurückweisung.

Die folgenden Aussagen sind ein Hinweis für einen mit Zurückweisung vadierten State:

- Ich habe Angst, dass sie mich nicht mögen.
- Ich habe Angst, was sie von mir denken.
- Ich bin zu alt.

- Ich bin zu dick.
- Es wäre mir zu peinlich.
- Ich habe Angst, dass meine Arbeit nicht gut genug ist.
- Ich könnte die andere Person enttäuschen.

Die folgenden Aussagen sind ein Hinweis auf einen mit Angst vadierten State:

- Ich gehe nicht gern abends aus dem Haus.
- Manchmal habe ich ein Gefühl von Panik.
- Ich schaffe es einfach nicht, ins Flugzeug zu steigen.
- Ich fühle mich überfordert, wenn ich nur schon daran denke, auszugehen.

Klienten mit einer sozialen Phobie haben meist immer wieder versucht, die Angst wegzuschieben, damit sie ihr Leben so normal wie möglich weiterleben können. Das ist eine verständliche Reaktion, aber eine, die ihr Problem tatsächlich eher verschlimmern kann.

Klienten mit einer sozialen Angststörung haben einen vadierten Kindheits-State. Ein Kindheits-State hält an der Illusion fest, dass etwas Inneres ihn entweder verletzen oder zurückweisen könnte. Wenn dieser vadierte Kindheits-State mit all seinen Unsicherheiten an die Oberfläche kommt, ist das Letzte, was er erleben sollte, dass er weggestoßen wird.

Stellen Sie sich ein kleines Kind vor, das Angst hat oder aufgewühlt ist und seine Hände nach Ihnen ausstreckt, um gerettet oder in Sicherheit gebracht zu werden. Stellen Sie sich vor, dieses kleine Kind bekommt von reiferen States die Botschaft: »Lass mich in Ruhe. Raus mit dir. Ich will dich nicht dahaben.« Das ist die Erfahrung des vadierten States, der versucht, an die Oberfläche zu kommen und weggestoßen wird. Die Folge ist oft, dass dieser State noch verzweifelter wird, und dieses Gefühl von Verzweiflung kann das Leben des Klienten noch mehr behindern.

Wenn dieser State lernt, dass er in seinem inneren Raum sicher sein kann, und wenn dieser State mit einem Ressourcen-State verbunden wird, der gern andere nährt, kann er sich sicher und unterstützt fühlen. Dann wird er nicht länger auf das Leben des Klienten störend einwirken, und die reiferen Ressourcen-States des Klienten können sich um die Herausforderungen des Lebens kümmern.

Man sollte die RT-Aktionen 2 *Spezifisch beleben* bis Aktion 7 *Erleichterung* anwenden, um einen mit Angst oder Zurückweisung vadierten State in einen Zustand der Normalität zu führen. Diese Aktionen führen dazu, dass der vadierte Kindheits-State ein Gefühl von Unterstützung erhält.

5.4 Panikstörung und posttraumatische Belastungsstörung (PTBS)

Panikstörungen und PTBS werden von States verursacht, die mit Angst vadiert sind. Ein Ressourcen-State hat etwas äußerst Erschreckendes, oft als lebensbedrohlich interpretiert, erlebt und anschließend an das Ereignis keine angemessene Krisenintervention erhalten. Wenn das passiert, hält dieser Ressourcen-State an den negativen Gefühlen fest. Er interpretiert sie so, dass das Erschreckende innerlich immer noch stattfindet, und wenn dieser Ressourcen-State ins Bewusstsein kommt, bringt er die gleiche Panik mit, die er während des auslösenden sensibilisierenden Ereignisses erlebt hatte.

Wenn der Klient mithilfe der Brücke zum auslösenden sensibilisierenden Ereignis zurückgeführt wird, kann der Therapeut mit dem vadierten State, wie dieser sich damals fühlte, kommunizieren. Der vadierte State wird die gleichen Gefühle ausdrücken, die er während einer Panikattacke erlebt. Eine Panikattacke während einer Therapiesitzung wird als Abreaktion bezeichnet. Klienten, die sich während einer Sitzung abreagieren, offenbaren die ungelösten Emotionen des mit Angst vadierten States.

Der Therapeut sollte sich nur an die Brücke wagen, wenn er in der Lage ist, mit einem Ressourcen-State zu arbeiten, der Angst hat und verärgert ist. Wenn der Therapeut mit der Brücke einen an Panikattacken oder PTBS leidenden Klienten zum auslösenden Sensibilisierenden Ereignis zurückführt und dann sofort dafür sorgen will, dass der Klient sich entspannt und besser fühlt, kommt es zu einer Retraumatisierung. Mit anderen Worten, wenn man den Klienten zum traumatischen Ereignis führt und dann zurückweicht und nichts tut, bringt man den Klienten nur näher an jene traumatisierten Gefühle. Eine Enttraumatisierung kann jedoch stattfinden, wenn der Klient zum auslösenden sensibilisierenden Ereignis zurückgeführt wird und man dem vadierten State hilft zu verstehen, dass

- die Introjekte innerhalb dieses Ereignisses nicht mehr existieren,
- er jetzt sicher ist,
- er alles sagen kann, was er sagen will und
- er von anderen, reiferen und stärkeren States noch zusätzlich Sicherheit und Unterstützung bekommen kann.

Der früher vadierte State ist nicht länger vadiert, da er, mit einem Gefühl von Sicherheit und Unterstützung, zu einem normalen Zustand zurückgekehrt ist. Er kann sogar zu seiner ursprünglichen Rolle zurückgehen, sei das zu spielen oder etwas anderes zu tun. Wenn es ums Spielen geht, berichtet der Klient meistens, dass er neue zusätzliche Möglichkeiten gefunden habe, spielerische Momente zu genießen.

Wenn es darum geht, den mit Angst vadierten State in einen normalen Zustand zu bringen, ist das Wichtigste, sicherzustellen, dass der vadierte State während der Intervention im Bewusstsein ist. Es gibt für den vadierten State keine Lösung, wenn der Therapeut mit einem intellektuellen State redet. Sobald man einen Namen für den vadierten State hat, sollte man ihn weiterhin bei diesem Namen nennen, und alle Fragen sollten sich auf seine Erfahrungen und Gefühle beziehen. Intellektuelle Fragen wie etwa »Warum?« oder »Was meinen Sie dazu?« sollte man vermeiden. Solche Fragen holen den Klienten aus dem vadierten State und in einen intellektuellen State.

Ist der State mit den Angstgefühlen im Bewusstsein und interveniert man währenddessen mit den Aktionen 4 bis 7, ist er nachher nicht mehr vadiert und kehrt in den normalen Zustand zurück.

Der Schritt von vadiert zu normal kann bei einem mit Angst vadierten State sehr schnell erfolgen. Der Klient zeigt unmittelbar nachher eine Veränderung und diese Veränderung ist permanent. Die Gefühle des States sind nach den RT-Aktionen 4 bis 7 eindeutig anders.

5.5 Missbrauch

Die meisten Klienten, die einen mit Angst vadierten State haben, haben Missbrauch erlebt. Nicht selten gibt es auch einen mit Zurückweisung vadierten State.

Wichtig bei der Arbeit mit Klienten, die Missbrauch erlebt haben, ist, nicht einfach anzunehmen, dass das vorliegende Problem direkt mit dem Missbrauch zu tun hat. Nur allzu oft gehen Klient und Therapeut davon aus, dass Probleme mit einem Missbrauch zu tun haben, auch wenn das nicht der Fall ist. Natürlich hängen viele Probleme tatsächlich damit zusammen, doch kann man mithilfe der RT-Aktion 3 *Die Brücke* das auslösende sensibilisierende Ereignis lokalisieren, das mit dem zu tun hat, was der Klient verändern möchte.

Alle Klienten haben Probleme, nicht nur die Klienten, die Missbrauch erlebt haben. Es ist nicht nötig, zu negativen Zeiten im Leben des Klienten zurückzukehren, außer man löst damit die Probleme, die der Klient verändern möchte.

Wenn der Klient mithilfe der Brücke zu einem auslösenden Sensibilisierenden Ereignis zurückgebracht wird, das mit Missbrauch verbunden war, muss der Klient nicht auf irgendein Detail des Missbrauchs eingehen. Die Auflösung hat mit Ermächtigung zu tun, nicht mit dem Hochwürgen von Einzelheiten. Die RT ist keine voyeuristische Therapie. Wichtig ist, dass der State, der das Introjekt eines Missbrauchers für mächtig hält, lernt, dass das Introjekt innerhalb der Persönlichkeit keine Macht hat. Und dass der Ressourcen-State, der sich ohnmächtig gefühlt hat, jetzt seinen Raum für sich beanspruchen und ihn kontrollieren kann und sich dort sicher, unterstützt und geliebt fühlt.

Der Klient muss auf keine Einzelheiten über das, was passiert ist, eingehen. Wichtig ist, dass der mit Angst vadierte State sich gegenüber dem Missbraucher vollständig ausdrücken kann, und das kann er besser mithilfe des Therapeuten. Der Therapeut kann Dinge sagen wie: »Jetzt lassen wir ihn so schrumpfen, dass er nur noch einen Zentimeter groß ist« oder »Ist es o.k., wenn ich zuerst mit ihm rede?«

Für den mit Angst vadierten State ist es wichtig, sich gegenüber dem Missbraucher vollständig auszudrücken, weil er dann erkennen kann, dass es jetzt nichts in ihm selbst gibt, das ihn verletzen könnte. Er realisiert das, indem er erlebt, dass er frei ist, absolut alles zu sagen. Wenn er das begreift, hat er die Macht, den Missbraucher aufzufordern, seinen inneren Raum zu verlassen. Daher kann ein Ressourcen-State, der vadiert war, ermächtigt werden, ein Gefühl von Sicherheit gewinnen und sich mithilfe der RT-Aktion 7 *Erleichterung* unterstützt und geliebt fühlen. Man kann ihn an einem hellen, liebevollen Ort zurücklassen, wo er nicht länger an alten Ängsten festhält.

Diese Art Intervention verändert die Vergangenheit nicht, sie verändert, was die Person an Altem aus der Vergangenheit weiter mitschleppt. Es ist immer schwierig, zu einer negativen Erinnerung zurückzukehren, aber wenn der Klient die alten, ätzenden Emotionen von Angst und Zurückweisung nicht mehr mit sich herumträgt, kann er aktuelle Aufgaben mit reifen Ressourcen-States, die am besten dafür geeignet sind, bewältigen.

Der Klient, der mit einem mit Angst vadierten State in die Therapie kommt, kann gemeinsam mit dem Therapeuten entdecken, ob der State tatsächlich während des Missbrauchs oder zu einem anderen Zeitpunkt vadiert wurde. Im Abschnitt »Mit Angst Vadiert« (S. 63) sehen Sie die einzelnen Schritte für die Arbeit mit States, die mit Angst vadiert sind.

5.6 Komplizierte Trauer: Die Arbeit mit Trauer und Verlust

Anfang und Ende sind etwas Besonderes. Geburt und Tod lassen den Sinn des Lebens Wirklichkeit werden. Menschen, die beides erlebt haben, gewinnen oft eine größere Wertschätzung für die Zeit, die sie hier auf der Erde verbringen.

Trauern ist ein natürlicher Prozess, ob man nun um den Verlust eines geliebten Menschen oder um eine andere Art von Verlust trauert. Wenn angemessen getrauert wird, kann sich das bittersüß anfühlen, bitter wegen der Traurigkeit und süß wegen der Erinnerung an die Liebe. Trauer kann Liebe widerspiegeln. Liebevolle Eltern können traurig sein, wenn ihr Kind verletzt ist.

Klienten, die in die Therapie kommen, weil sie mit ihrer Trauer nicht klarkommen, brauchen unter Umständen nur edukative Information, oder aber sie leiden an komplizierter Trauer. Es ist gut zu verstehen, was zu einem normalen Trauerprozess gehört und was mit komplizierter Trauer einhergeht.

Es ist ganz normal, dass jemand, der einen Verlust erleidet, eine tiefe Trauer spürt. Diese Art Trauer ist nicht ein schweres, negatives Gefühl. Vielmehr spiegelt sie die Liebe oder Wertschätzung, die erfahren wurde. Es ist normal, eine Person bzw. das, was verloren wurde, zu vermissen. Und es ist ebenfalls normal, wehmütig daran zu denken, so wie es normal ist, zu weinen. Manche Menschen weinen ohne Tränen. Es ist normal, keine Kontrolle darüber zu haben, wann man sich glücklich fühlt und wann die Tränen kommen. Ebenso normal ist es, weiterhin eine Verbindung oder die Gegenwart des Verstorbenen zu spüren, oder eben auch nicht. Es ist normal, in den ersten Tagen des Trauerns Verwirrung, Wut, Reue oder Schuld zu spüren.

Diese Gefühle von Verwirrung, Wut, Reue oder Schuld sind schwere Gefühle. Sie beziehen sich auf etwas Negatives. Während Trauer heißt: »Etwas Geliebtes ist nicht da«, sind schwere Gefühle verbunden mit: »Jemand hat etwas falsch gemacht.«

Es sind diese eher schweren Gefühle, die mit komplizierter Trauer verbunden sind. Wenn ein Klient berichtet, dass er diese schweren Gefühle schon eine ganze Weile erlebt, ist es wichtig, therapeutisch zu intervenieren. Es ist nicht nötig, dass der natürliche Trauerprozess ständig von negativen, schweren Gefühlen unterbrochen wird. Ein mit Verwirrung vadierter State hat häufig solche Gefühle.

Klienten, die kommen, weil sie Probleme mit ihrer Trauer haben, haben normalerweise entweder einen mit Verwirrung oder einen mit Enttäuschung vadierten Ressourcen-State.

Ein mit Enttäuschung vadierter Ressourcen-State geht mit einer Depression und/oder blockierendem Verhalten einher. Menschen mit einem solchen State zeigen wenig Energie und weigern sich, sich an vielen Aspekten des Lebens zu beteiligen. Zeigt der Klient diese Symptome, sollte man das therapeutische Vorgehen für einen mit Enttäuschung vadierten State befolgen.

Häufiger findet man allerdings bei Menschen, für die ihre Trauer ein Problem ist, einen mit Verwirrung vadierten State. Diese Person kann an vielen Aspekten des Lebens normal teilnehmen, ist jedoch nicht fähig, eine tiefliegende Verwirrung im Zusammenhang mit ihrem Verlust loszulassen. Zwar sollte man Klienten nicht ermutigen, etwas Geliebtes »loszulassen«, doch sollten sie auch nicht in ein negatives Grübeln verfallen müssen, was ihren Verlust anbelangt.

Klienten, die unter einem mit Verwirrung vadierten State leiden, meinen: »Ich kann einfach nicht aufhören, daran zu denken.« Oder sie sagen Dinge wie: »Ich wünsche, ich hätte ... gesagt«, »Ich kann einfach nicht verstehen, warum ...« oder »Ich komme einfach nicht über diese Wut hinweg«.

Es ist nicht das Gleiche, ob man jemandem hilft, das Grübeln loszulassen, oder ihm hilft, Liebe oder Wertschätzung loszulassen, die erfahren wurden. Durch das Loslassen von negativen und schweren Emotionen kann der Klient sich besser mit der von ihm gehegten Liebe und Wertschätzung verbinden.

Um einem Klienten zu helfen, die Verwirrung in Bezug auf seinen Verlust loszulassen, kann man die unkomplizierten RT-Aktionen für die Arbeit mit States, die mit Verwirrung vadiert sind, anwenden. Die entscheidende Aktion bei der Unterstützung eines Klienten, Verwirrung loszulassen, ist die Aktion Introjekt-Stuhlwechsel.

Für den trauernden Klienten ist es wichtig, das Introjekt sprechen zu lassen, auf das sich die negativen Gefühle beziehen. Zum Beispiel lässt der Klient das Introjekt des Verstorbenen sprechen und drückt alle Gefühle, auch sein Bedauern, aus, dann wechselt er zum Stuhl des Verstorbenen, wo er dann die Gelegenheit hat, aus der Sicht dieses Introjekts zu antworten. Wenn er sich dann wieder auf seinen eigenen Stuhl setzt, hat sich das Ausmaß der Verwirrung verändert.

Die Gefühle, die auf dem Stuhl des Introjekts erlebt wurden, nimmt der Klient mit auf seinen Stuhl, und das kann ein kathartisches Erleben von Erleichterung und Verständnis ermöglichen. Interessanterweise bringt wochenlanges Reden direkt mit dem Klienten oft nicht die gleiche emotionale Erleichterung wie eine einzige Sitzung mit der Aktion Introjekt-Stuhlwechsel.

Bei der Arbeit mit Trauer kann es sein, dass man den Klienten auffordert, das Introjekt eines Haustieres, einer Person, auf die er wütend ist, mit dem Introjekt von Gott oder mit irgendeinem anderen an den negativen Gefühlen beteiligten Introjekt sprechen zu lassen. Wenn der Klient auf dem Stuhl des Introjekts sitzt, sollte er unbedingt ermuntert werden, so zu sprechen, als sei er selbst das Introjekt, wie ein großartiger Schauspieler das täte. Mit anderen Worten, es ist wichtig, dass er emotional als Introjekt reagiert.

Mit dieser RT-Aktion kann Verwirrung losgelassen und gleichzeitig eine liebevolle Verbindung beibehalten werden.

Wichtig ist immer, dass man dem Klienten, der mit seiner Trauer in die Therapie kommt, empathisch begegnet. Wie groß das Ausmaß der Trauer und der Verlust sind, variiert sehr. So können Klienten einen geliebten Menschen, ein Haustier, ihre Gesundheit, eine Beziehung, ihre Jugend oder eine Vielzahl anderer von ihnen geschätzter Dinge verloren haben. Gemeinsam ist allen Trauernden, dass sie etwas verloren haben, das für sie wichtig war.

5.7 Essstörungen (Anorexie und Bulimie)

Die Essstörungen Anorexie und Bulimie sind zwar sehr verschieden, werden jedoch beide von einem mit Zurückweisung vadierten State verursacht.

Ein an Anorexie leidender Klient hatte das Gefühl, mit einem Elternteil oder Erziehungsberechtigen keine bedingungslose Liebe oder enge Beziehung erleben zu können. Das bedeutet nicht, dass eine solche Beziehung nicht angeboten worden wäre, aber es bedeutet, dass sie vom Klienten nicht als solche empfunden wurde. Der anorektische Klient empfand eine tiefe Sehnsucht nach Verbindung und hat in dem Versuch, Anerkennung und dadurch auch Verbindung zu erhalten, perfektionistische Züge entwickelt.

Wenn er entdeckt, dass er diese Verbindung z. B. dadurch findet, dass er abnimmt, wird eine tiefe unterbewusste Dynamik geschaffen. Die Person, für die es unmöglich war, eine nahe, bedingungslos liebevolle Verbindung zu spüren, bekommt endlich Äußerungen echter Besorgnis, wenn der Körper dünner wird.

Diese Dynamik ist nicht geplant und unbewusst, ist jedoch schwer zu durchbrechen. Der anorektische Klient kann auf alle möglichen kreativen Arten Gewicht verlieren, wie etwa durch Hungern, Abführmittel, bulimisches Verhalten und Fitness. Alle diese Verhaltensweisen sind retro-vermeidend, wird doch dank ihnen die Erfahrung des vadierten States, der sich nach Verbindung sehnt, gemieden.

Ein Grund, warum es so schwierig ist, diese Dynamik zu durchbrechen, ist häufig das Fehlen eines nährenden States. Beim anorektischen Klienten ist der Wunsch nach nährender Zuwendung so tief und chronisch, dass er oft keinen bedingungslos liebenden nährenden Teil entwickelt hat. Deshalb ist die RT-Aktion 7 *Erleichterung* hier nicht so leicht durchführbar.

Der anorektische Klient hat einen vadierten State mit einem starken Bedürfnis nach liebevoller Zuwendung, hat jedoch oft keinen nährenden State entwickelt, der das innerlich anbieten könnte. Im Laufe mehrerer Sitzungen kann ein Ressourcen-State, der die Rolle der Fürsorge übernehmen kann, seine Fähigkeiten entwickeln und immer mehr innere Akzeptanz und Anerkennung anbieten.

Die Aktion Ressource finden kann benutzt werden, um den State mit dem besten Potenzial für diese nährende Fähigkeit zu orten. Man kann mit diesem State direkt verhandeln, damit er liebevolle Zuwendung und die Fürsorge für den mit Zurückweisung vadierten State üben und weiterentwickeln kann.

Die Arbeit mit anorektischen Klienten dauert oft mehrere Wochen, bevor der State, der Akzeptanz braucht, diese innerlich erlangen kann.

Bulimisches Verhalten wird benutzt, um Gewicht zu verlieren oder es nicht wieder zuzulegen. Während ein anorektischer Klient Bulimie benutzt, um abzunehmen, setzen viele Klienten sie ein, um mit anderen, die sie als attraktiver empfinden, in Konkurrenz zu treten. Diese Klienten leiden aufgrund eines mit Zurückweisung vadierten States unter einem schwachen Selbstwertgefühl. Sie haben das Gefühl, »nicht gut genug zu sein«, und bemühen sich sehr darum, »gut genug zu sein«. Wie Anorexie ist auch Bulimie physiologisch schädlich.

Wenn die Bulimie nicht mit Anorexie einhergeht, ist sie leichter zu behandeln. Der Klient kann rasch ansprechen, wenn der damit verbundene vadierte State ins Bewusstsein gebracht, die Brücke zum auslösenden sensibilisierenden Ereignis geschlagen und der State aufgelöst wird.

Sowohl bei Anorexie wie bei Bulimie ist es wichtig, zuerst den daran beteiligten vadierten State ins Bewusstsein zu bringen, bevor man direkt mit dem retro-vermeidenden State arbeitet, der für das unerwünschte Verhalten verantwortlich ist. Das geht gut, wenn man den Klienten anleitet, sich vorzustellen, dass er das problematische Verhalten zurückhält, was dann dazu führt, dass die Angst des vadierten States an die Oberfläche kommt. Das sind die gleichen Techniken wie bei der Behandlung von retro-vermeidendem Verhalten.

5.8 Rage und ungezügelte Wut

Ein Klient mit Rage hat einen retro-originalen Ressourcen-State. Dieser Ressourcen-State mit Rage hat sich fast immer in der Kindheit entwickelt. Wichtig ist, immer positiv mit und über alle Ressourcen-States zu reden, und da bildet der Rage-State keine Ausnahme. Es ist durchaus möglich, dass der Rage-State sich unpassend oder sogar illegal verhält, doch macht der Klient eine Therapie, weil er etwas verändern möchte, und der beste Weg, eine Veränderung zu bewirken, ist eine positive Verbindung mit allen Ressourcen-States.

Dem tobenden Ressourcen-State kann man sagen, dass es gut für die Person ist, einen so starken State zu haben, dass jede Person von einem solche State profitieren kann, dass es aber auch gut ist, wenn man von anderen Teilen der Persönlichkeit geschätzt und anerkannt wird. Alle States wollen, dass man sie mag, auch wenn sie sagen, es sei ihnen egal.

Entscheidend für die Arbeit mit einem Rage-State ist, sich positiv mit ihm zu verbinden, eine andere durchsetzungsfähige Ressource zu finden und sicherzustellen, dass der Klient wirklich auch entscheiden kann, welcher State für die Situation passt.

Die zentrale RT-Aktion bei diesem Prozess ist das Verhandeln mit dem Retro-State. Der Rage-State hat sich bis jetzt nicht wertgeschätzt gefühlt. Und deshalb sagt man ihm, dass er eigentlich geschätzt werden sollte und dass das möglich ist. Zuerst wird er das nicht glauben.

Man kann ihm nahelegen, dass er ein unglaublich starker State ist, der nur dann herauskommt, wenn er den Körper vor physischer Gefahr schützen muss. Und dass es zu anderen Zeiten angemessener wäre, dass ein durchsetzungsfähiger State übernimmt. Damit bekommt der Rage-State eine wichtige Rolle, und bei den meisten Menschen wird dieser State nie mehr das Bewusstsein übernehmen.

Den Zugang zum Rage-State bekommt man mit der Aktion spezifisch Beleben, und einen durchsetzungsfähigen State findet man mit der Aktion Ressource finden. Wenn der Klient mit dem Problem Rage kommt, suche ich oft zuerst einen State, der sich durchsetzen kann, bevor ich mit der Ressource spreche, die mit Rage reagiert. So kann ich mich, wenn ich mit dem Rage-State spreche, auf den durchsetzungsfähigen State beziehen und weiß, dass er versteht, was ich meine. Nachfolgend die Schritte für die Arbeit mit Rage:

- Verwenden Sie RT-Aktion 8, um eine Ressource zu finden, dic durchsetzungsfähig ist.
- Verwenden Sie RT-Aktion 2, um die Ressource mit der Rage ins Bewusstsein zu bringen.

- Zeigen Sie der Ressource mit Rage Ihre Wertschätzung und schlagen Sie ihr vor, dass sie nur dann herauskommen sollte, wenn der Körper physisch in Gefahr sei, und dass der durchsetzungsfähige State sich um die kleineren Dinge kümmern könne.
- Reden Sie mit dem Ressourcen-State, der den Klienten zur Therapie gebracht hat, und weisen Sie darauf hin, wie positiv es wäre, wenn die Rage-Ressource da wäre, um den Körper bei Gefahr zu beschützen, und wenn die durchsetzungsfähige Ressource auf die kleineren Probleme reagieren könnte.
- Stellen Sie sicher, dass diese Ressource direkt auf die Rage-Ressource antwortet und ihr sagt, dass sie das toll fände, wenn sie den Körper vor Gefahr schützen würde und dem durchsetzungsfähigen State erlaubte, sich um die anderen Situationen zu kümmern.
- Reden Sie wieder mit der Rage-Ressource und sagen Sie etwas wie: »Haben Sie das gehört? Die anderen States werden Sie mögen und schätzen, wenn Sie da sind, um diese sehr wichtige Rolle zu übernehmen, den Körper vor Gefahr zu schützen. Sie werden Sie alle gernhaben und Ihnen auf die Schulter klopfen. Das ist auch richtig so, denn Sie sind ein wichtiger Teil der Person.«
- Verhandeln Sie mit der Rage-Ressource und der durchsetzungsfähigen Ressource, um sicher zu sein, dass beide mit dem Ergebnis zufrieden sind.
- Verwenden Sie die Aktion Ressource finden, um einen weisen State zu orten, der entscheiden kann, welche Ressource jeweils am besten geeignet ist. Vergewissern Sie sich, dass die Ressource direkt mit den beiden Ressourcen-States, der Rage-Ressource und der durchsetzungsfähigen Ressource, spricht.
- Benutzen Sie RT-Aktion 12 *Reaktions-Check*, um zu gewährleisten, dass alle Ressourcen-States ihre Vereinbarung verstehen.

Nach diesen Aktionen haben alle Ressourcen-States eine klar definierte Rolle, sie werden alle geschätzt und es gibt eine weise Ressource, die für die Entscheidung verantwortlich ist, wann es angemessen ist, sich durchzusetzen, und wann, sich gegen ein Rudel wilder Hunde zu wehren.

6 Die Kunst der Anwendung der Ressourcen-Therapie

In diesem Abschnitt wird erörtert, welche Techniken am sinnvollsten sind, um ein bestmögliches Resultat mit der Ressourcen-Therapie zu erzielen. Wenn man, bildlich gesehen, die Ressourcen-Therapie als das Werkzeug, den Bogen des Bogenschützen sieht, dann geht es in diesem Abschnitt um den Fokus und die geistige Haltung des Bogenschützen.

Der Bogen

Die Ressourcen-Therapie ist ein erstaunliches Werkzeug. Häufig sagen mir Therapeuten, die die Therapie nach einem Workshop zum ersten Mal benutzen, Dinge wie: »Ich habe bei einem Klienten, der seit 6 Jahren zu mir in die Therapie kommt, einige dieser Techniken angewendet, und der Klient meinte nachher, das sei die beste Sitzung gewesen, die wir je hatten. Da sei mehr Bewegung drin gewesen als in allen anderen zuvor.«

Fokus und geistige Haltung

Wir sollten unseren Beruf lieben. Man sollte den Beruf des Therapeuten nicht nur wegen des Geldes wählen. Für die besseren Therapeuten wird es immer eine Frage der Leidenschaft sein. Es ist eine Ehre, so eine vertrauenswürdige Person zu sein, dass einem die tiefsten Geheimnisse anvertraut werden. Ich schätze mich glücklich, dass Menschen zu mir kommen und sich mir anvertrauen. Ich fühle mich geehrt und ich möchte ihr Vertrauen respektieren.

Die Beziehung zwischen Therapeut und Klient ist wichtig und sollte geehrt und sorgfältig gewahrt werden. Die Klienten kommen häufig in einem sehr verletzlichen Zustand, oft mit unklaren Grenzen und haben manchmal missbräuchliche Beziehungen erlebt. Für sie ist es wichtig, dass die therapeutische Beziehung mit der Person, die sie um Hilfe aufsuchen, grundsolide ist.

Ich versuche nichts zu sagen, was die Grenzen zwischen Therapeut und Klient verwischt. Zum Beispiel würde ich nicht zu einem Klienten sagen: »Sie sehen heute hübsch aus.« Eine solche Aussage klingt zwar harmlos, könnte aber interpretiert werden als: »Er bemerkt etwas Persönliches an mir, wie ich äußerlich aussehe.« Es ist besser, den Fokus auf dem zu halten, was in der Therapie getan werden sollte, und jede persönliche Aussage zu vermeiden, die die Grenzen zwischen dem Therapeuten und dem Klienten verschleiern könnte.

Das ist bei der Anwendung der Ressourcen-Therapie besonders wichtig. Der Klient muss hierbei oft zum auslösenden sensibilisierenden Ereignis zurückkehren, einem Zeitpunkt, wo er sich nicht respektiert, missbraucht oder ängstlich gefühlt hat. Deshalb ist es äußerst wichtig für den Klienten, dass seine Grenzen klar sind und vom Therapeuten respektiert werden.

Wenn zu irgendeinem Zeitpunkt die therapeutische Grenze vom Klienten infrage gestellt oder missverstanden wird, kann man dieses Missverständnis gut lösen, indem man ein am Anfang ausgehändigtes therapeutisches Informationsblatt noch einmal bespricht. Sagen Sie etwas wie: »Heute ist unsere vierte Sitzung. Da bespreche ich gern noch einmal das therapeutische Informationsblatt, einfach um sicher zu sein, dass es keine Fragen mehr gibt.« Im Rahmen einer allgemeinen Wiederholung spreche ich gern Dinge wie Vertraulichkeit und therapeutische Grenzen an, insbesondere, dass es eine klare Grenze zwischen dem Therapeuten und dem Klienten gibt und diese Grenze niemals überschritten werden darf. Ich habe festgestellt, dass ein Missverständnis in Bezug auf Grenzen durch dieses »sachliche« Ansprechen behoben werden kann, ohne den Klienten in Verlegenheit zu bringen.

In dieser Einführung und im Haupttext über die RT gibt es viel zu lernen. Es kann eine Weile dauern, bis man die RT-Aktionen und eine rasche Diagnose der Ressourcen-States erlernt hat. Während der Therapeut noch am Lernen ist, kann man davon ausgehen, dass er während der Sitzung seine Notizen oder seine Erinnerungen durchforsten muss. Doch abgesehen von den Momenten, in denen der Therapeut an den nächsten Schritt denken muss, sollte er den Fokus primär auf die Geschichte des Klienten richten.

Ich überlege mir gern, wo der Fokus im Raum ist. Wenn ich zum Beispiel gedanklich abschweife und mir überlege, was ich nach der Therapiesitzung mache, ist mein Fokus offensichtlich nicht einmal in dem Raum, d. h., die von mir angebotene Therapie ist nicht optimal. Wenn mein Fokus dort ist, wo ich überlege, ob ich ein guter oder schlechter Therapeut bin, oder wo ich mir überlege, ob ich es gut oder schlecht mache, dann ist mein Fokus auf mir selbst und nicht auf der Geschichte des Klienten.

Ein guter Therapeut erlaubt sich, mit seinem Fokus innerhalb des Klienten zu sein. Alles andere in Bezug auf sich selbst, den Raum, etwas außerhalb des Raumes muss zurückgelassen werden. Der Fokus sollte einzig innerhalb der Geschichte des Klienten liegen. Wenn der Fokus beim Klienten bleibt, entsteht kreative Therapie.

Der Fokus sollte nicht nur innerhalb der Geschichte des Klienten liegen, sondern sich auf den Affekt des Klienten richten. Es sind die emotionalen Probleme, die Klienten in die Therapie bringen.

Eine Person kann wirklich verrückte Gedanken haben, doch solange sie emotional friedlich sind, wird sie keinen Therapeuten aufsuchen. Wir alle kennen wahrscheinlich Nachbarn, Freunde oder Familienmitglieder, die zu dieser Kategorie gehören.

Erst wenn jemand emotional aufgewühlt ist, wird er therapeutische Hilfe suchen. Bei der Therapie geht es darum, dem Klienten zu helfen, sich besser zu fühlen. Es kann sein, dass der Klient wegen seiner Gefühle oder seines Verhaltens aufgewühlt ist oder sich über einen inneren Konflikt oder seine Leistung ärgert. Entscheidend ist, dass er zu uns kommt, weil er aufgewühlt oder verärgert ist, nicht wegen seiner Gedanken.

Es ist hilfreich, sich eine Linie am Hals vorzustellen, die das Denken vom Fühlen trennt. Klienten können Aussagen von oberhalb des Halses machen oder von Erfahrungen und Gefühlen unterhalb des Halses berichten. Wenn wir mit Ressourcen-States arbeiten, haben wir es fast immer mit States zu tun, die von unterhalb des Halses sprechen, da es bei den Problemen der Klienten um Gefühle geht.

Weil es so wichtig ist, mit dem richtigen Ressourcen-State zu reden, also dem, der das Problem hat, sollte man vermeiden, einen intellektuellen Ressourcen-State hervorzuholen. Während der Ausbildung sagen Therapeuten zu ihren Klienten oft Dinge wie: »Warum tun Sie das?« Das ist eine »Kopf-Frage«. Als Folge einer solchen Frage kommt ein intellektueller Ressourcen-State ins Bewusstsein. Eine solche Frage verlangsamt die Therapie. Wenn die RT-Aktion 2 *Spezifisch beleben* benutzt wurde, um den gewünschten Ressourcen-State ins Bewusstsein zu holen, zwingt eine Warum-Frage diesen State, das Bewusstsein zu verlassen, damit ein intellektueller State darüber nachdenken und eine Antwort finden kann.

Intellektuelle States sind tolle Ressourcen-States. Sie helfen uns mit den Steuern, mit mathematischen Aufgaben oder bei wichtigen Entscheidungen, und sie helfen uns zu planen. Wenn wir Kritik hören, ist es gut, einen intellektuellen State im Bewusstsein zu haben. Er kann emotionslos entscheiden, ob die Kritik angebracht ist oder nicht. Intellektuelle Ressourcen-States sind ein großartiger Teil unserer Persönlichkeit, aber sie sind auch ein guter Ort zum Flüchten.

Der Intellekt ist in Sachen Emotion ein wüstes Ödland. Es ist gut, auf unserem Pult oder im Kopf einen Computer zu haben, aber es ist nicht ein Computer, der uns ausmacht. Wir verbinden uns mit anderen und uns selbst über unsere Emotionen. Wir haben gern, wenn unsere Freunde offen mit ihren Gefühlen umgehen, und fühlen uns verstanden, wenn andere zeigen, dass sie unsere Gefühle wahrnehmen. Wenn wir über einen Sonnenuntergang, über das, was wir mögen oder wie es uns geht, reflektieren, tun wir das auf emotionale Weise. Es sind unsere Emotionen, die uns gegenüber anderen und uns selbst definieren. Es sind Emotionen, die Klienten in die Therapie bringen, und es sind die Emotionen, die vom Therapeuten gehört werden müssen.

Vadierte States sind emotionale States. Wenn wir von einem mit Angst oder Zurückweisung vadierten State die Brücke schlagen, führen wir den Klienten zu einem auslösenden sensibilisierenden Ereignis, wo er emotional aufgewühlt war. Besonders während dieses Prozesses ist es wichtig, mit dem Klienten über Gefühle und Erfahrungen zu sprechen. Jede Bezugnahme auf Interpretationen oder Gedanken wird den emotional vadierten State unweigerlich aus dem Bewusstsein holen, damit ein intellektueller State intellektuelle Überlegungen anstellen kann.

Wenn ein Klient von seinen Erfahrungen oder Gefühlen berichtet, verbindet er sich mit Emotionen. Er verbindet sich mit Ressourcen-States, die unterhalb des Halses liegen. Das sind die States, die ins Bewusstsein gebracht werden und dort bleiben müssen, bis eine Lösung gefunden wird. Die Kunst der Therapie, insbesondere der Ressourcen-Therapie, besteht darin, dass man mit den Ressourcen-States, die Veränderung brauchen, im Gespräch sein kann. Man sollte sich zutiefst bewusst sein, dass es ein Quell therapeutischer Veränderung ist, sich auf sichere und respektvolle Weise dorthin zu wenden, wo Emotionen gehalten werden.

6.1 Supervision

In diesem Abschnitt werden einige der Themen besprochen, die in Supervisionssitzungen mit Ressource-Therapeuten auftreten. Ich supervidiere eine Reihe von Therapeuten, die die Ressourcen-Therapie erlernt haben. Einige Themen werden immer wieder angesprochen, weshalb es hilfreich sein kann, sich hier mit ihnen zu befassen.

Die Brücke

Therapeut: »Ich habe Probleme mit der Brücke. Ich bin nicht sicher, ob ich wirklich zum auslösenden sensibilisierenden Ereignis gelange.«

Supervisor: »Sagen Sie mir doch, was Sie sagen, wenn Sie die Brücke schlagen. Was genau sagen Sie dem Klienten?«

Therapeut: »Ich sage ihm, er solle sich erinnern, wann er zum ersten Mal dieses Gefühl hatte.«

Supervisor: »Wenn Sie das Wort erinnern benutzen, fordern Sie den Klienten auf, sich intellektuell an etwas zu erinnern. Damit nehmen Sie den Klienten weg vom vadierten State in einen intellektuellen State. Er kann nur eine Brücke schlagen, wenn sein vadierter State im Bewusstsein ist. Es sind die Gefühle des vadierten States, die dem State ermöglichen, sich mit dem Ereignis zu verbinden, das diese Gefühle verursacht hat. Während der Brücke sollten Sie nur Fragen über Erfahrungen und Gefühle stellen. Bitten Sie den Klienten nie, sich zu erinnern, zurückzudenken oder daran zu denken, wann das erste Mal war, dass er das erlebte. Man kann nur die Brücke schlagen, wenn der Klient im vadierten State ist.«

Therapeut: »Wann sollte ich die Brücke schlagen?«

Supervisor: »Sie sollten die Brücke anwenden, wenn der Klient einen mit Angst oder Zurückweisung vadierten State hat. Es gibt andere Techniken, wenn man Klienten mit anderen Arten von pathologischen Ressourcen-States helfen möchte.«

Introjekt-Stuhlwechsel

Therapeut: »Ich wollte die Aktion Introjekt-Stuhlwechsel anwenden, aber meine Klientin hat sich dabei nicht wohlgefühlt. Sie kam sich blöd vor, mit einem leeren Stuhl zu reden.«

Supervisor: »Wie haben Sie ihr diese Aktion beschrieben?«

Therapeut: »Ich habe ihr gesagt, es gebe eine Aktivität, die sie mal ausprobieren könne. Ich habe sie gefragt, ob sie sich wohlfühlen würde, mit einem leeren Stuhl zu reden und so zu tun, als sei ihr Ehemann dort.«

Supervisor: »Sie sind der professionelle Therapeut. Die Klientin kommt wegen Ihres professionellen Verständnisses bestimmter Techniken zu Ihnen und damit Sie die Techniken auswählen, die ihr helfen, die Veränderung zu bewirken, die sie möchte. Es ist einfacher für die Klienten, wenn Sie ihr klar sagen, welche Schritte sie tun sollte. Wenn jemand mit einer verschmutzten Wunde zum Arzt geht, fragt der Arzt den Klienten nicht, ob er meint, die Wunde solle gesäubert und ausgewaschen oder so belassen werden. Der Arzt weiß, dass die Wunde gesäubert werden sollte, und gibt dem Klienten klare Anweisungen, damit die Wunde gereinigt werden kann. Ebenso verhält es sich, wenn Sie sehen, dass die Aktion Introjekt-Stuhlwechsel Ihrem Klienten hilft, weniger verwirrt zu sein, dann ist es besser, nicht dem Klienten die Verantwortung dafür zu übergeben, welche Technik angewendet werden sollte. Stellen Sie einfach einen leeren Stuhl vor den Klienten und sagen Sie klar und deutlich: ›Ich möchte Sie bitten, Folgendes zu tun …‹ Der Klient wird Ihren klaren Anweisungen folgen, muss sich nicht damit herumschlagen, eine therapeutische Entscheidung zu treffen, und profitiert von Ihrem professionellen Wissen.«

Einen State im Bewusstsein halten

Therapeut: »Ich habe Mühe, den emotionalen State im Bewusstsein zu halten. Ich schaffe es, ihn mithilfe der Aktion spezifisch beleben ins Bewusstsein zu holen, aber dann scheint ein anderer State zu übernehmen.«

Supervisor: »Sobald Sie einen Ressourcen-State ins Bewusstsein geholt haben, sollten Sie unbedingt einen Namen für ihn finden und ihn immer wieder bei dem Namen nennen. Wenn Sie ständig diesen Namen benutzen, praktisch in jedem Satz, bleibt er im Bewusstsein. Es hilft auch, sich daran zu erinnern, dass man direkt mit dem State spricht. Wenn ein State direkt angesprochen wird, bleibt er im Bewusstsein. Stellen Sie sich vor, jemand sieht Sie in einem relativ emotionalen Zustand und sagt etwas, womit er Ihre Emotionen anerkennt. Das bringt diesen emotionalen State ins Bewusstsein, weil er angesprochen wurde.«

Therapeut: »Wie frage ich am besten, wie sich ein State nennen möchte?«

Supervisor: »Es ist besser, wenn man nicht sagt: ›Wie soll ich diesen Teil von Ihnen nennen?‹ Wenn Sie erkennen, dass der State, mit dem Sie sprechen möchten, im Bewusstsein ist, sagen Sie: ›Wie soll ich Sie nennen, den Teil, der ... (z. B. aufgewühlt ist)?‹ Stellen Sie sich vor, Sie sind in einem Raum voller Menschen und möchten den Namen von der Person, mit der Sie reden, wissen. Sie würden nicht zu der Person sagen: ›Wie soll ich die Person nennen, mit der ich rede?‹ Vielmehr würden Sie sagen: ›Wie soll ich Sie nennen?‹ Es ist immer wichtig, direkt mit dem Ressourcen-State zu reden, wie wenn Sie mit einer Person sprechen. Das hilft ihm, im Bewusstsein zu bleiben und sich respektiert zu fühlen.«

Spezifisch beleben

Therapeut: »Ich bin nicht sicher, ob ich den richtigen Ressourcen-State für die therapeutische Arbeit ins Bewusstsein hole. Die Aktion spezifisch beleben scheint bei mir nicht zu funktionieren.«

Supervisor: »Sagen Sie mir doch, was Sie dem Klienten genau sagen.«

Therapeut: »Ich bitte ihn, mir von einem Moment zu erzählen, in dem er verärgert war.«

Supervisor: »Das klingt gut. Was passiert dann?«

Therapeut: »Dann sagt er mir, er fühle sich vor allem bei der Arbeit verärgert. Aber er scheint in einem intellektuellen Ressourcen-State zu bleiben.«

Supervisor: »Sorgen Sie auch sicher dafür, dass er Ihnen von einem bestimmten Moment erzählt, in dem er bei der Arbeit verärgert war?«

Therapeut: »Wahrscheinlich nicht. Er sagt mir einfach, er fühle sich bei der Arbeit verärgert.«

Supervisor: »Da berichtet ein intellektueller State vom Problem. Das ist nicht der State, der das eigentliche Problem hat. Um Zugang zu dem State zu bekommen, der das Problem erlebt, müssen Sie den Klienten dazu bringen, von einem ganz bestimmten Fall zu erzählen, und dort dann noch mehr ins Detail gehen und unbedingt in der Präsensform mit ihm reden.«

Therapeut: »Was meinen Sie mit Präsensform?«

Supervisor: »Mit der Frage ›Was hat Ihr Chef für ein Gesicht gemacht?‹ sind Sie nicht im Präsens. Die Präsensform benutzen, heißt, Sie sagen ihm: ›Jetzt, wo Sie an Ihrem Schreibtisch sitzen, mitten am Nachmittag, wie sieht Ihr Chef aus, wenn er Sie anschaut?‹ Um spezifisch wachzurufen, muss der Klient zuerst einen spezifischen Fall in allen Einzelheiten beschreiben und Sie müssen mit dem Klienten im Präsens reden, d. h., so reden, als wäre er jetzt in der Situation. Es ist viel einfacher, dies zu tun, wenn man den Klienten unmittelbar vor der Aktion spezifisch beleben bittet, die Augen zu schließen. Der Klient kann sich besser mit dem Ereignis verbinden, wenn er die Augen schließt, weil er nicht alle visuellen Eindrücke vor sich verarbeiten muss.«

Therapeut: »Wie weiß ich, dass er im richtigen Ressourcen-State ist?«

Supervisor: »Das werden Sie erkennen können. Es ist ein großer Unterschied, ob man mit einem intellektuellen State über etwas redet oder mit einem State, der emotional ist. Es ist offensichtlich, wenn ein aufgeregter Ressourcen-State ins Bewusstsein kommt.«

Schnabeltier-Therapie

Therapeut: »Manchmal habe ich das Gefühl, als kämen wir auf keinen grünen Zweig. Ich verliere die Orientierung und weiß nicht, was ich als Nächstes tun soll.«

Supervisor: »Ja, das passiert mir auch. Ich übe dann das, was ich Schnabeltier-Therapie nenne.«

Therapeut: »Was ist das?«

Supervisor: »Ein Schnabeltier schwimmt mit geschlossenen Augen. unter Wasser. Wenn es auf einen Felsen prallt, bewegt es sich zurück und zur Seite und dann wieder vorwärts. Wenn es ein zweites Mal auf den Felsen prallt, bewegt es sich wieder zurück, zur Seite und dann wieder vorwärts. Es macht das so lange, bis es endlich um den Felsen herumkommt. Wenn ich in der Therapie etwas ausprobiere und es nicht funktioniert, erinnere ich mich an das, was der Klient verändern möchte, ich mache einen Schritt zurück, bewege mich zur Seite und versuche etwas anderes. Das bedeutet nicht, dass ich es um jeden Felsen schaffe, aber es hilft mir bei der Arbeit mit dem Klienten.«

Äußerst emotionale Klienten

Therapeut: »Als ich die Brücke geschlagen habe, wurde meine Klientin so emotional, dass sie nicht mehr weitermachen wollte.«

Supervisor: »Es ist verständlich, dass Klienten emotional reagieren. Deshalb kommen sie ja oft in die Therapie. Wenn wir mit dem Klienten so arbeiten, dass wir die Brücke zum emotionalen auslösenden sensibilisierenden Ereignis schlagen, ist es besonders verständlich, wenn er sich nicht fähig fühlt, mit der Situation umzugehen. Das ist der Grund, warum es ihn immer noch umtreibt. Weil wir wissen, dass es nur eine Illusion ist, ein Introjekt aus der Vergangenheit, das problematisch für ihn ist, können wir Stärke und Verständnis beweisen. Das hilft ihm, weil es ihn ermächtigt. Wenn der Klient, nachdem die Brücke geschlagen wurde, zu mir sagt: ›Ich kann das nicht‹, sage ich etwas wie: ›Das macht nichts. Wir müssen das nicht tun. Wir wissen ja, dass das nicht jetzt passiert; wenn Sie das aber machen könnten, was hätten Sie dann gern gesagt?‹ oder ich sage: ›Kein Problem. Das muss nicht unbedingt sein. Lassen Sie ihn uns einfach so lange schrumpfen, bis er 1 Zentimeter groß ist. Jetzt ist er winzig, mit einem piepsenden Stimmchen. Bitte passen Sie auf, dass Sie nicht auf ihn treten. Ich möchte nämlich, dass Sie ihm sagen können, was Sie sagen möchten.‹ Entscheidend ist, dem Klienten zu helfen, sich wohlzufühlen. Sagen Sie nicht: ›Wir müssen damit fortfahren …‹ Sagen Sie dem Klienten, dass es in Ordnung ist, nicht weiterzumachen, aber helfen Sie ihm dann zu verstehen, dass die ganze Macht in den Händen des Ressourcen-States liegt. Es ist viel besser, den Ressourcen-State in einem Zustand zu hinterlassen, wo er sich ausgedrückt hat und sich ermächtigt, verstanden, beschützt und geliebt fühlt, als sich zurückzuziehen und ihn mit der gleichen Angst, die er jahrelang hatte, zurückzulassen.«

Die Ressourcen-Therapie den Klienten vorstellen

Therapeut: »Wie stelle ich meinen Klienten die Ressourcen-Therapie vor?«

Supervisor: »Wenn ich einen neuen Klienten habe, sage ich bloß, dass die Persönlichkeit aus Teilen besteht. Ein Teil von mir möchte vielleicht eine Sache machen, während ein anderer lieber etwas anderes tun würde. Ich sage ihm, dass ich so arbeite, dass ich sicher bin, direkt mit dem Teil, der Veränderung braucht, zu reden. Dann frage ich, ob es Fragen gibt. Tatsächlich haben nach dieser Einleitung sehr wenige Klienten eine Frage, aber wenn doch, beantworte ich sie.«

7 Ressourcen-Therapie auf einen Blick

Die Persönlichkeit setzt sich aus Teilen zusammen und diese Teile sind Ressourcen-States. Wir nennen sie Ressourcen-States. Sind sie in einem normalen Zustand, besteht psychische Gesundheit. Diese Teile können sein:

- **normal** (gesund)
- **vadiert** (zeigen unerwünschte Emotionen)
- **retro** (zeigen unerwünschtes Verhalten)
- **widerstreitend** (Teile kollidieren, was sogar Ängste auslösen kann)
- **dissonant** (der falsche Teil ist im Bewusstsein).

Die Ressourcen-Therapie (RT) ermöglicht dem Therapeuten, direkt auf den Persönlichkeitsanteil einzugehen, der das Problem hat. Bei vielen Therapien spricht man mit einem intellektuellen, gesprächigen Persönlichkeitsanteil, der nicht direkt mit dem Behandlungsanlass zu tun hat. Weil die Ressourcen-Therapie sich direkt mit dem pathologischen Persönlichkeitsanteil befasst, ist sie schnell und nachhaltig.

Mit den RT-Techniken kann der Therapeut Kriterien erlernen, um den Behandlungsanlass zu diagnostizieren. Sobald er die Diagnose hat, kann er aufgrund einer diagnostischen Klassifikation spezifische sogenannte RT-Aktionen durchführen, die der jeweiligen Diagnose zugeordnet sind. Der therapeutische Prozess ist klar und die Behandlungsanleitung eindeutig.

Hier die diagnostischen Kategorien und einige damit verbundene Probleme:

- **mit Angst vadiert** (Phobien, PTBS, Panik, situationsbezogene Angst)
- **mit Zurückweisung vadiert** (sich wertlos oder nicht liebenswert fühlen, starkes Bedürfnis nach Anerkennung)
- **mit Verwirrung vadiert** (Grübeln, Schuld, Vorwürfe)
- **mit Enttäuschung vadiert** (Depression, Verzweiflung)
- **retro-original** (Schmollen, unsoziales Verhalten, Rage, Persönlichkeitsstörungen, passiv-aggressives Verhalten)

- **retro-vermeidend** (Sucht, Zwangsstörung, Rückzug, Essstörungen)
- **widerstreitend** (Prokrastination, Schlafstörungen, chronische Erschöpfung, kognitive Dissonanz)
- **dissonant** (Frustration bei der Bewältigung von Aufgaben, unterdurchschnittliche Leistung)

Der Ablauf der Ressourcen-Therapie ist unkompliziert und wird kurz mit den Buchstaben AKAÜ bezeichnet, siehe Tabelle 8. Der erste Schritt besteht darin, zu erfahren, wo der Klient zu einer Veränderung bereit ist (Absicht). Als zweiten Schritt diagnostiziert man den pathologischen Ressourcen-State und ordnet ihn einer Kategorie zu (Klassifizieren). Beim dritten Schritt folgt man den vorgegebenen RT-Aktionen, um dem pathologischen State zu helfen, sich in einen normalen Zustand zu bewegen (Aktionen). Der letzte Schritt ist das Nachbesprechen und das Überprüfen mit dem Klienten (Überprüfen).

Ablauf Ressourcen-Therapie	
Absicht	Bestimmen, wo der Klient zu einer Veränderung bereit ist
Klassifizieren	Den pathologischen Ressourcen-State einer Kategorie zuordnen
Aktionen	Die vorgeschriebenen RT-Aktionen gemäß der Klassifikation durchführen
Überprüfen	Mit dem Klienten nachbesprechen

Tab. 8: Der Ablauf der Ressourcen-Therapie (AKAÜ)

Ressource-Therapeuten erlernen sogenannte Behandlungsaktionen bzw. therapeutische Techniken. Diese werden in einer vorgegebenen Kombination benutzt, um den pathologischen Ressourcen-State zur Normalität zu führen.

Glossar

Aktion *(Action)*: Ressourcen-Therapeuten erlernen sogenannte Behandlungs-Aktionen, d. h. Interventionstechniken. Diese werden in einer vorgegebenen Kombination benutzt, um den pathologischen Ressourcen-State zur Normalität zu führen. RT-Aktionen sind das Kernstück der Ressourcen-Therapie. Es gibt 12 RT-Aktionen plus 3 zusätzliche ergänzende Aktionen. Die ergänzenden Aktionen werden weniger häufig benötigt, sind jedoch ausgezeichnete Werkzeuge, wenn Bedarf besteht. RT-Aktion 1 z. B. ist die Diagnose. RT-Aktion 2 ist Spezifisch beleben, die Technik, mit der man sicherstellt, dass die gewünschte Ressourcen im Bewusstsein ist. Kein einzelner Behandlungsanlass erfordert die Anwendung aller RT-Aktionen. Die genaue Auswahl der RT-Aktionen, die für ein Problem angewendet werden, gründet auf der Diagnose und wird im Abschnitt über Behandlung beschrieben.

Auslösendes sensibilisierendes Ereignis (ASE) *(Initial sensitising event, ISE))*: Dabei handelt es sich um ein belastendes und emotionales Ereignis in der Vergangenheit, das eine normale Ressource überwältigt und in einen vadierten State verwandelt hat. Wenn dieser vadierte State später ins Bewusstsein kommt, bringt er die gleichen negativen Emotionen mit, die er während des auslösenden sensibilisierenden Ereignisses erlebt hat.

Beschützer-State *(Protector state)*: Widerstände in der Therapie werden durch Beschützer-States verursacht. Das sind States, die den fragilen vadierten State davor bewahren möchten, ins Bewusstsein zu kommen, weil dann die Persönlichkeit die von ihm erlebten überwältigenden Emotionen fühlen würde. Wenn solche Beschützer-States ins Bewusstsein kommen, ist ihr Verhalten von Wut, Rückzug, Intellektualisierung und Beharren geprägt. Beschützer-States tun nichts anderes, als die Aufmerksamkeit abzulenken, während Retro-vermeidende States unerwünschtes Verhalten zeigen, um die Persönlichkeit vor den negativen Gefühlen des vadierten States zu bewahren.

Bewusstsein *(Conscious)*: Derjenige Ressourcen-State hat das Bewusstsein inne bzw. hält das Bewusstsein, der aktuell bewusst ist und agiert. Sobald ein anderer Ressourcen-State das Bewusstsein übernimmt, verändern sich Selbstwahrnehmung, Emotionen, Verhalten und Fähigkeiten. Wenn der State wechselt, kann sich die bewusste Selbstwahrnehmung von intellektuell-reflektiert zu reaktiv-emotional verändern.

Brücke *(Bridging)*: So wird die RT-Aktion genannt, mit der man von der aktuell vorhandenen Emotion eines vadierten States zum auslösenden sensibilisierenden Ereignis (ASE) kommt.

Dissonanter State *(Dissonant state)*: Ein Ressourcen-State, der zur falschen oder ungeeigneten Zeit im Bewusstsein ist.

Intellektuelle Beschützer-States *(Intellectual protector states)*: Das sind Beschützer-States, die ins Bewusstsein kommen, um die Persönlichkeit vor den Emotionen von vadierten States zu schützen. Es kann vorkommen, dass intellektuelle Beschützer-States versuchen, den Therapeuten daran zu hindern, die Brücke zum vadierten State, der Auflösung braucht, zu schlagen. Der Klient intellektualisiert, statt zu fühlen. Der intellektuelle Beschützer-State hegt normalerweise eine Abneigung gegen den vadierten State, da dieser ihm seiner Meinung nach im Weg ist.

Introjekt *(Introject)*: Introjekte sind internalisierte Eindrücke anderer Menschen, Tiere oder von Unbelebtem (z. B. Feuer, das geängstigt hat). Jede Ressource, jeder State hält seine eigenen Introjekte. So kann z. B. ein State ein freundliches Bild eines Elternteils gespeichert haben, ein anderer State ein abweisendes Bild desselben Elternteils. Es sind die Introjekte, die einem State Angst machen. Introjekte haben lediglich die Kraft und den Einfluss, welcher ihnen von den jeweiligen Ressourcen-State gegeben wird.

Introjekt sprechen lassen *(Introject speak)*: Das ist eine RT-Aktion im Rahmen der Arbeit mit einem State, der mit Zurückweisung vadiert wurde. Es wird hierbei nicht mit unterschiedlichen Stühlen gearbeitet. Nachdem ein State seine Emotion einem Introjekt (meist ein Elternteil) gegenüber ausgedrückt hat, spricht der Therapeut das Introjekt direkt an und befragt es. Ziel dieser RT-Aktion ist, dass der vadierte State zu einer emotionalen Einsicht gelangt, die sich von »Ich bin nicht liebenswert« zu »Er/sie konnte in dieser Situation keine Liebe zeigen« verschiebt. Die Wirksamkeit dieser Aktion besteht auch hier im emotionalen Verstehen, in der emotionalen Einsicht, die mitgenommen wird, wenn im Weiteren wieder zum vadierten State gewechselt wird.

Introjekt-Stuhlwechsel *(Changing chairs introject action)*: Das ist eine RT-Aktion, die dem Klienten helfen soll, weniger verwirrt zu sein in Bezug auf ein Introjekt. Der Klient wird angeleitet, sich die Essenz eines Introjekts auf einem leeren Stuhl vorzustellen, welcher seinem eigenen gegenübersteht, ihm alles zu sagen, was er dem Introjekt sagen möchte, sich dann auf den anderen Stuhl zu setzen und in der Rolle des Introjekts dem Klienten zu antworten und auszudrücken, wie das Introjekt das, was soeben gesagt wurde, empfindet. Das führt oft zu einer neuen emotionalen Einsicht und zu einem kathartischen Verstehen.

Mit Angst vadierte States *(States vaded with fear)*: Mit Angst vadierte Ressourcen tragen diese Angst immer mit sich, und wenn sie ins Bewusstsein kommen, bringen sie diese mit an die Oberfläche. Sie halten an einem Gefühl fest, das in die Vergangenheit gehört (ASE). Mit Angst vadierte Ressourcen hindern die Klienten daran, ihr Leben frei so zu gestalten, wie sie es gern tun würden, und sind die Ursache vieler psychischer Störungen.

Mit Enttäuschung vadierte States (*States vaded with disappointment)*: Aufgrund der Kluft zwischen dem, was vom Leben erwünscht oder erwartet wurde, und der Realität, wie sie wahrgenommen wird, nimmt diese Ressource ein überwältigendes Gefühl von Enttäuschung auf sich. Es ist nicht das Ausmaß dessen, was passiert ist, welches diese Ressource flutet, sondern die Interpretation dessen, was passiert ist.

Mit Verwirrung vadierte States *(States vaded with confusion)*: Im Anschluss an ein auslösendes sensibilisierndes Ereignis bleibt die Ressource mit einer tiefen und grundlegenden Verwirrung zurück, und ihre Reaktion auf die fehlende Möglichkeit zu verstehen ist ein zutiefst unangenehmes Nichtwissen. Während Ressourcen, die mit Angst, Zurückweisung oder Enttäuschung vadiert sind, eine eindeutig negative Emotion halten, zeigen mit Verwirrung vadierte Ressourcen ein solches Maß an Unsicherheit in Bezug auf das, was unbekannt ist, dass es für den Klienten problematisch ist. Diese States zeichnen sich oft durch Grübeln und Gedankenkreisen aus.

Mit Zurückweisung vadierte States *(States vaded with rejection)*: Mit Zurückweisung vadierte Ressourcen haben das Gefühl, nicht liebenswert, nicht gut genug zu sein. Das Gefühl, nicht zu genügen, führt dazu, dass der Klient, wenn die Ressource ins Bewusstsein kommt, ein Gefühl von Ohnmacht erlebt und das Gefühl hat, perfekt sein zu müssen, was sich als Konkurrenzstress, Kaufsucht und Essstörungen manifestiert. Aktuelle Beziehungserfahrungen triggern sehr leicht diese vadierten States.

Normale States *(Normal states)*: Ressourcen im normalen Zustand besitzen psychische Gesundheit. Sowohl im Außen wie innerhalb der Persönlichkeit funktionieren sie gut, fühlen, agieren und reagieren kontextadäquat. Sie sind nicht im Widerstreit mit anderen States, sind nicht belastet und leiden nicht.

Oberflächen-State *(Surface states)*: Oberflächen-States sind, im Gegensatz zu tieferliegenden States, jene, die wir häufig benutzen und die oft ins Bewusstsein kommen. Sie sind leicht zugänglich, leicht zu benennen und wir können leicht zwischen ihnen wechseln. Sie teilen gemeinsame Erinnerungen und beobachten sich gegenseitig, wenn eine von ihnen im Bewusstsein ist. Beispiele von Oberflächen-States sind eine Ressource, die bei der Arbeit am Zug ist, und eine Ressource, die beim Reisen im Bewusstsein ist.

Reaktions-Check *(Imagery check)*: Zu Beginn der RT-Intervention wird die Aktion spezifisch beleben angewendet, um die Ressource zu lokalisieren, die der Veränderung bedarf. Nach der Intervention wird der Reaktions-Check benutzt, indem man zu diesem anfänglichen Bild zurückkehrt, um die Wirksamkeit der Intervention zu überprüfen, dem Klienten für die Zukunft eine Übungsmöglichkeit im gleichen Setting zu geben und Vertrauen in die Veränderungsmöglichkeit zu gewinnen. Dem Therapeuten gibt der Reaktions-Check die Möglichkeit, zu überprüfen, ob die Intervention erfolgreich war. Wenn der Reaktions-check keine Veränderung zeigt, ist das ein Zeichen, dass es noch weiterer therapeutischer Arbeit in Bezug auf das Problem bedarf.

Ressourcen-Persönlichkeitstheorie *(Resource personality theory)*: Eine der Ressourcen-Therapie zugrundliegende Theorie, die davon ausgeht, dass die Persönlichkeit aus einzelnen Teilen, sogenannten Ressourcen, besteht. Für Ressourcen-Therapeuten ist der direkteste Weg zu Veränderungen, spezifisch mit der Ressource zu arbeiten, die in Schwierigkeiten ist, statt mit einem intellektuellen State (Berichterstatter), dem es leichtfällt, über das Problem zu sprechen.

RESSOURCE(N-STATE) *(Resource (state))*: Ein Persönlichkeitsanteil, der dadurch entstanden ist, dass immer wieder auf die gleiche Bewältigungsstrategie zurückgegriffen wurde. Er ist ein physiologischer Teil des Nervensystems, geschaffen durch das Wachstum von Axonen und Dendriten und trainierte synaptische Feuerungen. Jede Ressource manifestiert die Züge der Bewältigungsstrategien, die sie geformt haben. Jede hat ihr eigenes Maß an Emotionen, Intellekt und Fähigkeiten. Immer, wenn eine Person bewusst ist, gibt es eine Ressource, die das Bewusstsein innehat.

RETRO-ORIGINALE STATES *(Retro original states)*: Diese States haben in der Kindheit eine gut funktionierende Bewältigungsstrategie gelernt, die der Klient heute nicht mehr wünscht. Häufig kommt unsoziales Verhalten von einem Retro-originalen State, so etwa passiv-aggressives Verhalten und Rage. Diese Retro-States empfinden ihre Rolle als wichtig und halten an ihr fest, bis man mit ihnen aushandeln kann, eine veränderte oder kleinere Rolle zu übernehmen.

RETRO-STATES *(Retro states)*: Ressourcen, die sich, wenn sie im Bewusstsein sind, so verhalten, dass andere Ressourcen (und meist auch andere Menschen) es problematisch finden. Es werden zwei Arten von Retro-States unterschieden: retro-original und retro-vermeidend. Unsoziales Verhalten, Zwangsstörungen und Essstörungen sind Beispiele für Retro-States, die am Zug sind.

RETRO-VERMEIDENDE STATES *(Retro avoiding states)*: Das sind RETRO-States, die lernen, das Bewusstsein zu halten, um die Erfahrung eines vadierten States zu meiden. Bei einer problematischen Spielsucht z. B. ist der spielende State ein retro-vermeidender State. Er hat gelernt, den Klienten vor einem mit schmerzhaften Emotionen vadierten State zu beschützen, indem er das Bewusstsein mit dem Spielen füllt. Andere Ressourcen werden die spielsüchtige Ressource zwar nicht mögen, doch ist der RETRO-State überzeugt, dass seine Aufgabe, den Klienten vor den negativen Emotionen des vadierten States zu bewahren, wichtiger ist als die Missbilligung, die er erleidet. Weitere Beispiele eines retro-vermeidenden States sind States, die einen State betäuben, States mit Zwangsverhalten, selbstverletzende States und States mit Essstörungen. Diese States haben einen starken Zwang, ihr »helfendes« Verhalten beizubehalten, solange der emotionale State, vor dem sie den Klienten bewahren, vadiert ist.

Sensorisch erlebte Erinnerung (SEE) *(Sensory experience memory)*: Eine sensorisch erlebte Erinnerung ist eine Erinnerung, bei der die Person das ursprüngliche Ereignis noch einmal emotional durchlebt. Normalerweise stellt sich eine sensorisch erlebte Erinnerung zeitnah zum ursprünglichen Ereignis ein. Wenn man unmittelbar nach einem emotionalen Erlebnis, ob gut oder schlecht, an das auslösende Ereignis denkt, durchlebt man häufig noch einmal die emotionale Erfahrung. Mit der Zeit verwandeln sich die meisten sensorisch erlebten Erinnerungen in intellektuelle Erinnerungen. sensorisch erlebte Erinnerungen werden langfristig nur dann erlebt, wenn der Ressourcen-State, der die ursprüngliche Erfahrung gemacht hatte, im Bewusstsein ist.

Spezifisch beleben *(Vivify specific)*: Diese RT-Aktion steht am Beginn einer RT-Intervention. Hier wird eine ganz spezifische Gelegenheit, bei der die Ressource im Bewusstsein war, wachgerufen, damit diese Ressource für die therapeutische Intervention im Bewusstsein ist. Manche Klienten benennen dem Therapeuten allgemeine Zeiten, wo die Ressource am Zug war, doch bringt das nicht die gewünschte Ressource ins Bewusstsein. Die Aktion spezifisch Beleben erfordert unbedingt einen spezifischen Zeitpunkt, wo der State bewusst war. Während dieses Prozesses spricht man mit dem Klienten im Präsens.

Tieferliegende States *(Underlying states)*: Tieferliegende States sind solche, die, im Gegensatz zu Oberflächen-States, früher viel am Zug waren, jetzt jedoch selten ins Bewusstsein kommen. Die meisten Kindheits-States sind tieferliegende Ressourcen, deren Erinnerungen den Oberflächen-States nicht so leicht zur Verfügung stehen. Vadierte States sind hauptsächlich tieferliegende States, die gelegentlich ins Bewusstsein kommen und Gefühle von Angst hegen.

VADIERTE[3] STATES *(Vaded states)*: Ressourcen, die sich vor einem auslösenden sensibilisierenden Ereignis in einem normalen Zustand befanden. Da es nach diesem Ereignis keine Krisenintervention gab, haben sie seitdem das Gefühl, chronisch von negativen Emotionen überwältigt zu werden. Diese Ressourcen sind, solange sie in einem vadierten Zustand sind, das pathogene Agens vieler Pathologien.

VADIERT-BEWUSSTE STATES *(Vaded conscious states)*: Vadierte States können vadiert-bewusst oder vadiert-gemieden sein. Vadiert-bewusste States kommen ins Bewusstsein, bleiben dort und führen dazu, dass der Klient sich emotionalisiert fühlt und meint, die Kontrolle zu verlieren. Wenn sie an die Oberfläche kommen, bringen sie überwältigende negative Emotionen aus der Vergangenheit mit. Diese erlebt der Klient dann, wenn sie bewusst sind.

VADIERT-GEMIEDENE STATES *(Vaded avoided states)*: Vadierte States können vadiert-bewusste oder vadiert-gemiedene States sein. Vadiert-gemiedene States sind nicht im Bewusstsein, doch wenn sie in die Nähe des Bewusstseins oder vorübergehend ganz ins Bewusstsein kommen, kommt ein »helfender State« (ein retro-vermeidender State) zu Hilfe (z. B. mit Suchtverhalten), um den vadierten State aus dem Bewusstsein zu zwingen, und bewahrt so den Klienten davor, die überwältigend schlimmen Gefühle des vadierten States wieder durchleben zu müssen.

WIDERSTREITENDE STATES *(Conflicted states)*: Widerstreitende States sind an sich normale States, die so sehr miteinander in Widerstreit geraten sind, dass die Person darunter massiv leidet. Es ist durchaus üblich und angemessen, dass Ressourcen unterschiedlicher Meinung sind (»Ich hätte wirklich gern das Auto, und ich kann mir auf keinen Fall ein neues Auto leisten«), doch geraten widerstreitende States dermaßen in Konflikt miteinander, dass es für den Klienten belastend wird.

---

3 Anm. der Übers.: Gordon Emmerson benutzt hier den Begriff *vaded*, ein Wort, das es im Englischen bis dahin nicht gab. Es wurde 2006 in seinem Buch *Advanced skills and interventions in therapeutic counseling* eingeführt. Emmerson sagt dazu: »Der Begriff bezeichnet einen Ressourcen- State, der von unerwünschten und überwältigenden Gefühlen vadiert wird [engl. *invaded*], und zwar so sehr, dass er nicht länger funktionieren und sogar die Funktionsfähigkeit anderer States verhindern kann. Der Begriff ›vaded‹ wurde gewählt, weil er nah am Wort ›invaded‹ ist, der Klang poetisch das Gefühl von ›überwältigt‹ vermittelt und weil kein anderes Wort die ganze Bedeutungsbandbreite der vier Arten von vadierten States erfasst.«

Grundbegriffe der Ressourcen-Therapie (englisch/deutsch)

RT-Begriff englisch	RT-Begriff deutsch
Action	Aktion
Bridging	Brücke
Changing chairs introject action	Introjekt-Stuhlwechsel
Conflicted states	Widerstreitende States
Conscious	Bewusstsein
Dissonant state	Dissonanter State
Imagery check	Reaktions-Check
Initial sensitising event (ISE)	Auslösendes sensibilisierendes Ereignis (ASE)
Intellectual protector states	Intellektuelle Beschützer-States
Introject	Introjekt
Introject speak	Introjekt sprechen lassen
Normal states	Normale States
Protector state	Beschützer-State
Resource (state)	Ressource(n-State)
Resource personality theory	Ressourcen-Persönlichkeitstheorie
Retro avoiding states	Retro-vermeidende States
Retro original states	Retro-originale States
Retro original states	Retro-originale States
Retro states	Retro-States
Sensory experience memory	Sensorisch erlebte Erinnerung (SEE)
States vaded with confusion	Mit Verwirrung vadierte States
States vaded with disappointment	Mit Enttäuschung vadierte States
States vaded with fear	Mit Angst vadierte States
States vaded with rejection	Mit Zurückweisung vadierte States
Surface states	Oberflächen-State
Underlying states	Tieferliegende States
Vaded avoided states	Vadiert-gemiedene States
Vaded conscious states	Vadiert-bewusste States
Vaded states	Vadierte[3] States
Vivify specific	Spezifisch beleben

Verzeichnis der Tabellen

Literatur

Berne, E. (1957): Ego states in Psychotherapy. *American Journal of Psychotherapy* 11 (2): 293–309. New York (Grove).

Blakemore, C. a. D. J. Price (1987): The organization and post-natal development of area 18 of the cat's visual cortex. *Journal of Physiology* 384 (1): 293–309.

Boswell, L. K. (1987): The initial sensitizing event of emotional disorders. *Medical Hypnoanalysis Journal* 2 (4): 155–160.

Bryck, R. L. a. P. A. Fisher (2011): Training the brain: Practical applications of neural plasticity from the intersection of cognitive neuroscience, developmental psychology, and prevention science. *American Psychologist* Jul 25 [E-pub]. DOI: 10.1037/a0024657.

Buisseret, P., E. Gary-Bobo a. M. Imbert (1982): Plasticity in the kitten's visual cortex: Effects of the suppression of visual experience upon the orientational properties of visual cortical cells. *Developmental Brain Research* 4 (4): 417–26.

De Graaf, T. K. a. G. M. van der Molen (1996): A Personal Sensitization Factor (PSF) mediating between life events and post-traumatic psychiatric or psychosomatic disease in adult life. *The European Journal of Psychiatry* 10 (3): 137–148.

Emmerson, G. J. (1999): What lies within: Ego states and other internal personifications. *Australian Journal of Clinical Hypnotherapy and Hypnosis* 20 (1): 13–22.

Emmerson, G. J. (2003): Ego state therapy. Carmarthen, Wales (Crown House), 2nd ed., 2007. [dt. (2015): Ego-State-Therapie. München (Reinhardt).]

Emmerson, G. J. (2006): Advanced skills and interventions in therapeutic counseling. Carmarthen, Wales (Crown House).

Emmerson, G. J. (2011): Ego state personality theory. *Australian Journal of Clinical Hypnotherapy and Hypnosis* 33 (2): 5–23.

Emmerson, G. J. (2012): Healthy Parts Happy Self. Charleston, SC (CreateSpace).

Emmerson, G. J. (2013): Ego State Conditions. *Australian Journal of Clinical Hypnotherapy and Hypnosis* 35 (1): 5–27.

Emmerson, G. J. (2014): Resource Therapy. Blackwood Victoria, Australia (Old Golden Point).

Federn, P. (1953): Ego psychology and the psychosis. London (Image).

Guntrip, H. (1961): Personality structure and human interaction. London (Hogarth).

Holopainen, D. a. G. J. Emmerson (2002): Ego state therapy and the treatment of depression. *Australian Journal of Clinical Hypnotherapy and Hypnosis* 23 (2): 89–99.

Jacobson, E. (1964): The self and the object world. New York (International University).

Kernberg, O. (1976): Object relations theory and clinical psychoanalysis. New York (Jason Aronson). [dt. (1998): Objektbeziehungen und Praxis der Psychoanalyse. Stuttgart (Klett-Cotta), 4. Aufl.]

Levin, B. (2010): Interaction of perinatal and pre-pubertal factors with genetic predisposition in the development of neural pathways involved in the regulation of energy homeostasis. *Brain Research* 2 (1350): 10–17.

Mackey, E. F. (2009): Age regression: A case study. *Annals of the American Psychotherapy Association* 12 (4): 46–49.

Muir, D. W., U. Dalhousie a. D. E. Mitchell (1973): Visual resolution and experience: Acuity deficits in cats following early selective visual deprivation. *Science* 180 (4084): 420–2.

Opperman, M. C. (2007): The creation and manifestation of reality through the re-enactment of subconscious conclusions and decisions. *Dissertation Abstracts International. Section B: The Sciences and Engineering* 68: 5–B, 3406.

Ritzman, T. A. (1992): Importance of identifying the initial sensitizing event. *Medical Hypnoanalysis Journal* 7 (3): 98–104.

Schrott, L. M. (1997): Effect of training and environment on brain morphology and behavior. *Acta Paediatrica* 422: 45–7.

Wark, R. C. a. C. K. Peck (1982): Behavioral consequences of early visual exposure to contours of a single orientation. *Developmental Brain Research* 5 (2): 218–21.

Watkins, J. G. (1978): The therapeutic self. New York (Human Sciences).

Watkins, J. G. a. H. H. Watkins (1997): Ego states: Theory and therapy. New York (Norton). [dt. (2003): Ego-States – Theorie und Therapie. Ein Handbuch. Heidelberg (Carl-Auer), 3. Aufl. 2012.]

Wilkinson, F. a. U. McGill (1995): Orientation, density and size as cues to texture segmentation in kittens. *Vision Research* 35 (17): 2463–78.

Winnicott, D. W. (1965): The maturational process and the facilitation environment. New York (International Universities).

Weiss, E. (1950): Principles of psychodynamics. New York (Grune & Stratton).

Über den Autor

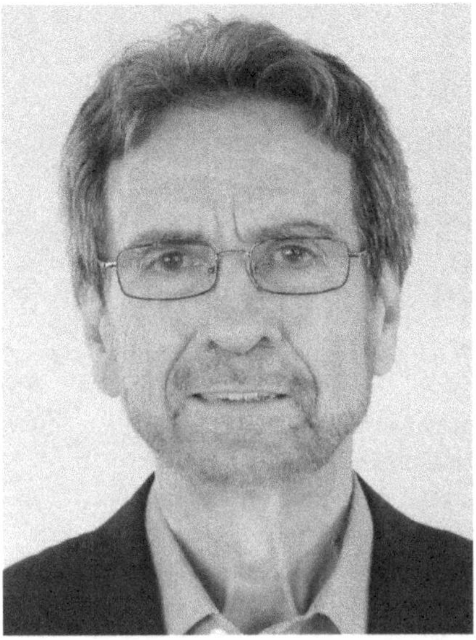

Gordon Emmerson, Prof., Ph. D.; klinischer Psychologe, Statistik-Dozent, lehrt an der Victoria University in Melbourne, Australien. Er führte als renommierter Ego-State-Therapeut international zahlreiche Workshops und Ausbildungen durch (u. a. in Australien, Südafrika, Deutschland, Großbritannien, USA), bevor er vor einigen Jahren seine eigene therapeutische Methode, die Ressourcen-Therapie, entwickelte, die er seither praktiziert und unterrichtet, u. a. in Deutschland, Österreich und der Schweiz. Seit 2019 werden hier auch zertifizierte Trainer der Ressourcen-Therapie ausgebildet. Gordon Emmerson ist Autor mehrerer Bücher.

Kontakt: *www.resourcetherapy.com*